# EN L'ABSENCE

## et dans

# L'Attente du Médecin

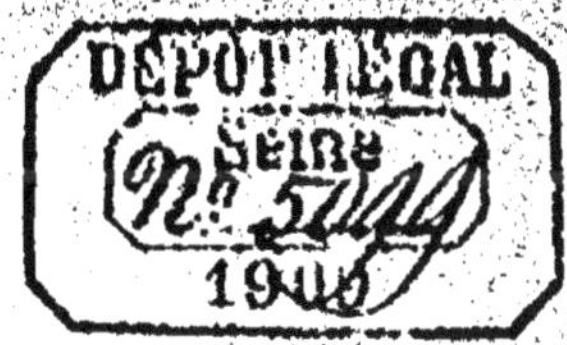


# EN L'ABSENCE

## et dans

# L'Attente du Médecin

## CONSEILS PRATIQUES

*Pour être utile aux Malades et aux Blessés*

PAR

## LE DOCTEUR CRINON

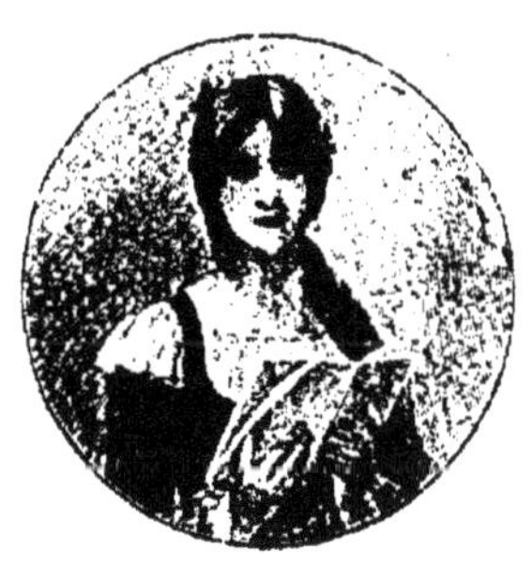

# LIBRAIRIE DES ANNALES

*Politiques et Littéraires*

51 ET 43, RUE SAINT-GEORGES

PARIS

# PRÉFACE

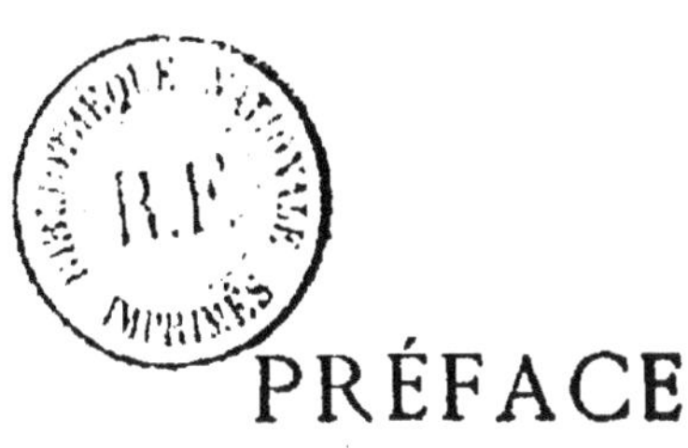


En écrivant cet ensemble de conseils pratiques, nous n'avons pas eu le dessein de faire une œuvre de haute valeur scientifique; nous ne nous sommes proposé que d'être utile, clair, précis, en donnant des renseignements capables de diriger la conduite de ceux qui se trouvent en face d'un malade ou d'un blessé, ce pendant que le secours du médecin tarde à venir ou ne pourra même être prodigué.

Trop souvent, les auteurs d'ouvrages similaires ont cru bon d'accumuler des recettes triviales qui paraissaient se rapprocher davantage des secrets des rebouteurs que des données médicales actuelles. Et, en voulant être trop pratiques, ils n'ont réussi qu'à donner des formules impraticables, parfois même nuisibles. Nous avons cru, pour notre part, qu'on ne pouvait être utile à ce prix.

Dans une première partie de cet ouvrage, nous avons donné, sur les principales maladies, des renseignements, que nous avons voulus nets et concis, pour les reconnaître, pour les soigner et pour s'en préserver.

Dans la seconde partie, nous avons minutieusement décrit les soins qu'on doit prodiguer aux blessés, et nous avons particulièrement insisté sur les précautions que nous recommandent les méthodes antiseptiques.

Ainsi compris, cet ouvrage apparaît comme un livre, indispensable au foyer, qui n'a pas la prétention de donner la santé par la vertu, jusque là tenue secrète, de procédés insoupçonnés ou vulgaires, mais qui complétera l'œuvre salutaire du médecin en préparant sa venue et en aidant à l'observation de ses prescriptions mieux comprises.

D<sup>r</sup> CRINON.

# PREMIÈRE PARTIE

# I

# MALADIES DE L'APPAREIL RESPIRATOIRE

Coryza. — Laryngite. — Coqueluche. — Bronchite aiguë. — Congestion pulmonaire. — Pneumonie. — Pleur'sie. — Tuberculose pulmonaire. — Hémoptysie. — Asthme.

## Coryza

Le coryza est une inflammation de la muqueuse qui tapisse les fosses nasales. Cette inflammation peut être aiguë ou chronique.

*Coryza aigu.* — Rien n'est aussi fréquent qu'un rhume de cerveau. Vous avez marché pendant quelque temps dans un terrain boueux; ou bien vous êtes resté exposé à un froid humide sans être suffisamment couvert. Le soir même, vous avez les yeux brûlants, une sorte de gêne dans les fosses nasales, un grand mal de tête avec l'impossibilité absolue de vous livrer à un travail intellectuel ou même à une simple lecture. Les éternuements sont fréquents; ils fatiguent plus qu'ils ne soulagent.

Quand le coryza est dans sa phase la plus aiguë, le nez est rouge, luisant, tuméfié, les odeurs ne sont plus senties, la respiration est gênée. La douleur se manifeste dans les oreilles, au front et aux yeux; elle témoigne de l'extension de l'inflammation.

Le rhume peut tomber sur la poitrine et le malade se met à tousser et à cracher. Peu à peu, la sécrétion nasale s'épaissit et on dit que le rhume est mûr. Pendant tout ce temps, la fièvre n'a pas quitté le malade.

Souvent, les yeux sont aussi enflammés, la conjonctive est rouge et les larmes sont abondantes et involontaires.

L'habitude est de dire qu'on doit traiter le rhume de cerveau par le « mépris ». Rien n'est plus faux et aussi plus dangereux. Que de dames n'avons-nous pas rencontrées qui sont à présent atteintes d'une affection chronique inguérissable des fosses nasales, et qui cherchent en vain le remède à ce qui est devenu une infirmité! Elles sont ainsi punies du dédain qu'elles ont montré jadis pour un vulgaire rhume de cerveau. Il faut donc soigner le coryza, dès son début, et le soigner avec intelligence.

Tout d'abord, on tentera d'arrêter l'évolution du rhume de cerveau. Ainsi quand, à la suite d'un refroidissement, vous sentirez une congestion des fosses nasales qui se manifestera par de la difficulté pour respirer et un écoulement de sérosité, vous prendrez, en rentrant à la maison, un bain de pieds sinapisé et des inhalations d'ammoniaque.

Nous déconseillons les prises de poudres antiseptiques (camphre, menthol, salol).

Une fois le rhume déclaré, il faut garder la chambre, éviter le froid, et ne pas croire que l'air peut amener la guérison du coryza.

On combattra la fièvre à l'aide de l'antipyrine (50 centigrammes à 1 gramme) et de la quinine (bromhydrate de quinine : 40 centigrammes).

On prendra des boissons chaudes : tilleul, thé, fleurs pectorales, hysope, bouillon blanc. On versera, dans un bol d'eau bouillante, une cuillerée à café du mélange suivant :

| | |
|---|---|
| Menthol. . . . . . . . . . . . . . . . | 1 gramme. |
| Eucalyptol. . . . . . . . . . . . . . | 2　— |
| Essence de thym. . . . . . . . . . | 5　— |
| Essence de lavande. . . . . . . . | 5　— |
| Teinture de benjoin. . . . . . . . | 10　— |
| Alcool à 90°. . . . . .Q. S. pour | 100 c. c. |

et on en respire les vapeurs lentement, pour que les cornets du nez puissent s'en remplir.

On placera dans le nez de la vaseline mentholée à 1/100, et on garnira les ailes du nez d'une légère couche de vaseline boriquée.

*Coryza chronique.* — A la suite d'une succession de coryzas aigus, mal soignés, un coryza chronique peut s'installer à demeure.

Alors, on voit disparaître peu à peu les éternuements, les maux de tête, la fièvre, mais la respiration est bruyante, la voix nasonnée; le malade dort la bouche ouverte; il accuse une sécheresse du nez. La muqueuse des fosses nasales est, en effet, sèche, indurée, recouverte de croûtes et de mucosités.

Un tel coryza peut durer indéfiniment, si l'on n'essaye pas de le combattre par un traitement énergique.

Au surplus, il n'est pas rare, comme nous le disions tout à l'heure, de rencontrer des coryzas chroniques qui dégagent une fort mauvaise odeur et constituent cette infirmité tant redoutée qu'on appelle l'*ozène*.

Dans le coryza chronique ordinaire, sans mauvaise odeur, on aura recours aux lavages à l'aide d'une solution de sel marin à 7 p. 1 000. Les lavages d'eaux sulfureuses sont aussi fortement recommandés (Uriage, Enghien, Challes).

Quand le coryza chronique est une source de mauvaise odeur, qu'il y a de l'*ozène*, les irrigations tièdes, au nombre de deux à quatre par jour, avec une solution de naphtol, à 0 gr. 25 p. 1 000, constituent alors le traitement de choix.

## Laryngite

Pour peu qu'on ait la gorge sensible, il n'est pas rare de se trouver une voix enrouée, après avoir effectué une promenade au froid, les épaules et la gorge insuffisamment recouvertes.

La laryngite, qui n'est autre chose que l'inflammation de la muqueuse du larynx, reconnaît, en effet, pour cause ordinaire le froid ou les vapeurs irritantes.

Elle est souvent associée au coryza et à la bronchite.

Elle se manifeste par une sensation de chatouillement au larynx. Le malade a peur de respirer à pleins poumons, parce que le passage de l'air sur les cordes vocales lui est désagréable. La toux est sèche, quinteuse. La voix est rauque, enrouée, parfois éteinte. Les enfants ont même jusqu'à de véritables accès de suffocation.

La laryngite ordinaire dure environ une quinzaine de jours. Elle ne s'accompagne pas de fièvre ni de troubles généraux graves. L'aphonie peut toutefois persister fort longtemps, chez les dames et chez les hommes que leur métier oblige à causer beaucoup ou à voix élevée; chez les chanteurs et les cantatrices, un pareil enrouement peut causer un dommage considérable. On a l'habitude de fréquemment railler les précautions minutieuses prises par les personnes dont la voix est un gagne-pain de haut rapport. Cependant, quand l'on songe qu'une exposition, même de courte durée, à un courant d'air froid peut causer une laryngite chronique, on ne peut qu'applaudir à tant de précautions, puisque là, comme toujours, mieux vaut prévenir que guérir.

Toutefois, quand la laryngite se sera déclarée, force sera bien de chercher, au plus vite, le traitement le meilleur.

Ce traitement comportera : 1° bains de pieds sinapisés;

2° compresses chaudes au devant du cou; 3° inhalations de vapeur d'eau dans laquelle on aura mis de la racine de guimauve, de la tête de pavot, des bourgeons de sapin, de la teinture de benjoin; 4° sirop de tolu, de bourgeons de sapin, de codéine, de Desessartz; 5° teinture de belladone et d'aconit, à la dose de XX gouttes par jour, pour un adulte.

Voici une bonne formule d'inhalations :

Teinture de benjoin. . . . . . . . 60 grammes.

On en versera une cuillerée à café, trois fois par jour, dans un bol d'eau bouillante et on respirera lentement les vapeurs qui se dégageront.


## Coqueluche

La coqueluche est une affection contagieuse, épidémique, et probablement due à un microbe. Elle s'attaque surtout aux enfants. Les enfants au-dessous d'un an en sont rarement atteints.

La toux en est le symptôme premier et caractéristique Peu ou pas de fièvre, la plupart du temps. Dans certains cas, pourtant, la fièvre est vive.

La toux est particulière et se manifeste par crises. C'est une série de petites expirations saccadées, suivies d'une inspiration longue et sifflante. Les quintes sont séparées par des phases de repos. Elles sont moins fréquentes le jour que la nuit. Elles peuvent compromettre la vie du petit malade, quand elles atteignent le chiffre de cinquante à soixante crises par vingt-quatre heures.

Quand la toux devient grasse, muqueuse, sans sifflement, c'est que la maladie évolue vers la guérison prochaine.

Le traitement de la coqueluche exige d'abord de nombreux soins d'hygiène. Le malade aura une chambre de jour et une chambre de nuit, et chacune d'elles sera activement ventilée. Il pourra même faire des sorties au soleil; mais il faudra lui éviter le refroidissement.

Pendant les accès, on maintiendra la tête de l'enfant.

Les aliments seront donnés après les accès, par crainte des vomissements. Ils se composeront de légumes en purée, de laitages, de jus de viande. Les boissons seront chaudes : café noir et tisanes de mauve, lichen, violette.

Le meilleur médicament capable de combattre la coqueluche est, sans contredit, le *bromoforme*. Mais il demande à être manié avec précaution. Pour les enfants de moins d'un an, ne pas dépasser III gouttes par jour. Au-dessus d'un an, aller jusqu'à V gouttes. Les adultes peuvent en prendre jusqu'à XV gouttes. Voici un mode de préparation que je recommande, parce qu'il m'a permis bien souvent d'arrêter presque instantanément, chez les enfants, la toux qui les fatiguait énormément et alarmait justement leur entourage :

```
Bromoforme. . . . . . . . . . . . .    23 gouttes.
Huile d'amandes douces. . . . . .    10 grammes.
Gomme arabique. . . . . . . . .    15   —
Eau de laurier-cerise. . . . . . . .    4   —
Eau distillée. . . . . . Q. S. pour  100 c. c.
```

Chaque cuillerée à café contient environ une goutte de bromoforme. On en administrera donc autant de cuillerées à café qu'on voudra donner de gouttes de bromoforme.

On pourra aussi se servir de badigeonnage à l'huile mentholée et à la cocaïne. Voici une formule de solution pour badigeonnage :

```
Chlorhydrate de cocaïne. . . . . . . .    o gr. 50
Eau distillée. . . . . . . . . . . . . . . . .   10 c. c.
```

Deux à quatre badigeonnages par jour.

La coqueluche peut être une menace de syncope (V. *Syn-*

*cope*). On demanderait aux flagellations, aux sinapismes, aux tractions rythmées de la langue, l'excitation nécessaire pour ramener les mouvements du cœur.

En certains cas, il y a aussi menace d'asphyxie. Il suffira alors d'enlever, avec le doigt, les mucosités qui se trouvent amassées dans le fond de la gorge. Le sirop d'ipéca sera aussi, dans cette occasion, un précieux auxiliaire.

A la période de convalescence, il faut changer d'air le malade qui vient d'être atteint de coqueluche, et lui donner des fortifiants adéquats à son âge.

## Bronchite aiguë

Les causes de la bronchite sont nombreuses. Le froid est assurément la plus fréquente de toutes. Les poussières irritantes peuvent être une cause adjuvante. Les arthritiques y sont plus sujets que les autres individus. Les bébés, à l'occasion de leur dentition, peuvent faire de la bronchite. Cette maladie, enfin, est fréquente au début de la fièvre typhoïde et chez les rougeoleux.

Quand il ne s'agit que d'une bronchite légère, il n'y a pas de fièvre, et le malade ne se plaint que de la tête et d'une grande fatigue. Par contre, il tousse beaucoup.

Une bronchite grave s'accuse, au contraire, par une forte courbature avec frissons, abattements et fièvre. La respiration est pénible, entrecoupée de violentes quintes de toux.

Peu à peu, la fièvre tombe et les symptômes s'améliorent. La respiration devient normale, et le malade expectore des crachats épais, jaunâtres.

Enfin, pendant la phase de déclin, les urines sont abondantes, chargées de sédiments, et il y a fréquemment une diarrhée profuse et salutaire.

Pendant la première période, celle où il y a de la fièvre,

le malade gardera la chambre, il absorbera des grogs et de la tisane de fleurs pectorales. On lui fera des applications de ventouses, de teinture d'iode et de cataplasmes sinapisés.

Pour calmer la toux, le sirop de codéine avec un peu d'eau de laurier-cerise sera très efficace. Pour faciliter l'expectoration, on emploiera le benzoate de soude ou le kermès et les sirops de tolu ou de bourgeons de sapin. La térébenthine et la terpine seront également d'un grand secours.

Quand c'est un vieillard que la bronchite a atteint, il faut craindre la fatigue du cœur. Aussi, dans ce cas, devra-t-on sans hésiter employer l'alcool et le café.

Pour les enfants, on aura recours aux cataplasmes sinapisés contenant 3/4 de farine de lin et 1/4 de farine de moutarde. On leur fera un enveloppement ouaté des jambes, et on leur administrera du sirop d'ipéca par cuillerées à café, jusqu'à ce qu'on ait obtenu un vomissement.

L'oxyde blanc d'antimoine, les sirops de lierre terrestre, de capillaire, de coquelicot sont autant de médicaments qui jouent fréquemment un rôle salutaire dans la bronchite des enfants.

Voici quelques formules de potions au kermès, à l'oxyde blanc d'antimoine et au benzoate de soude :

        1° Kermès. . . . . . . . . . . . . . . . .      o gr. 25
        Sirop de bourgeons de sapin. . .    40 grammes.
        Eau de tilleul. . . . . . . . . . . . .    100    —

Une cuillerée à soupe toutes les deux heures.

        2° Oxyde blanc d'antimoine. . . .      o gr. 50
        Looch blanc. . . . . . . . . . . . . .    100 grammes.

Une cuillerée à café toutes les deux heures.

        3° Benzoate de soude. . . . . . . . . . .   1 gramme.
           Eau distillée. . . . . . . . . . . .   40    —
           Sirop de coquelicot. . . . . . . . .   30    —
           Sirop de capillaire. . . . . . . . .   30    —

Par cuillerées à café, dans les vingt-quatre heures.

Pendant la période de convalescence, le malade sera soumis à une active suralimentation. Il prendra des toniques : quinquina et arsenic, et, pour activer le rôle de ces reconstituants, il changera d'air, évitera les climats humides. Un séjour sur les bords de la Méditerranée pendant l'hiver n'est pas conseillé ici dans le dessein de sacrifier à la mode, mais dans le désir de fortifier les bronches trop délicates.

## Congestion pulmonaire

Si vous vous trouvez en face d'un malade qui se plaint de points de côté, de courbature généralisée et d'une gêne accentuée pour respirer, songez à la congestion pulmonaire. C'est une personne qui vient d'effectuer au grand air une marche ou un travail; le froid l'a saisie; elle a frissonné et, en rentrant chez elle, elle s'est alitée.

La langue est chargée; elle a de la fièvre; son pouls est rapide; ses crachats, grisâtres et aérés, ressemblent à une solution de gomme dans de l'eau.

Il y a beaucoup de degrés dans la gravité de la congestion pulmonaire; tantôt, mais le plus rarement, elle revêt une allure foudroyante. Son début est alors subit, et l'on dit que le malade a eu un *coup de sang*; tantôt, la plèvre est prise en même temps que le poumon, et le malade a une *fluxion de poitrine*.

Chez l'enfant, la respiration devient très pénible. La fièvre monte jusqu'à 40°. Il n'y a pas de crachats.

Enfin, il est un mode de congestion pulmonaire qui ne

relève pas d'une cause infectieuse; on la dit passive et elle se rencontre soûvent chez les malades qui souffrent du cœur.

Le malade atteint d'une congestion pulmonaire sera placé dans un local aéré, spacieux, dont la température égalera constamment 16°. On l'alimentera avec du bouillon et du lait. On soutiendra ses forces avec du café, du thé, de l'alcool.

On appliquera, sur la poitrine, des ventouses sèches, des cataplasmes sinapisés. La fièvre sera combattue à l'aide de la quinine, et la toux avec la poudre de Dower et les différents sirops calmants.

Voici des cachets et un sirop qui m'ont toujours donné de bons résultats, tant par l'accalmie qu'ils procurent que par l'expectoration qu'ils facilitent :

Benzoate de soude. . . . . . . . . . . . . o gr. 50
Terpine. . . . . . . . . . . . . . . . . o gr. 50
Poudre de Dower. . . . . . . . . . . . . o gr. 25

Pour un cachet. En prendre trois semblables par jour.

Oxyde blanc d'antimoine. . . . . . .    4 grammes.
Sirop de codéine. . . . . . . . . . .   20   —
Sirop de baume de Tolu. . . . . .       40   —
Infusion d'hysope. . . . . . . . . . .   90   —

Chez l'enfant, on fera avec profit usage des bains chauds sinapisés et du sirop d'ipéca.

S'il s'agit d'un malade qui souffre depuis longtemps du cœur, et dont la congestion n'est qu'un symptôme, on aura recours à la saignée, aux ventouses scarifiées, aux purgatifs, aux diurétiques et au régime lacté absolu.

Pendant la convalescence, l'alimentation sera reconstituante et l'on évitera l'humidité.

## Pneumonie

La pneumonie s'annonce par un grand frisson qui attire toujours l'attention de celui qui en est atteint. Aussi, faisant lui-même le récit du début de son mal, le malade dira : « J'allais bien; j'avais quitté la maison sans malaise aucun, quand, au milieu de ma route (ou de mon travail), j'ai ressenti un grand frisson, et je n'ai pu me réchauffer. »

Le malade, rentré chez lui, s'alite au plus vite, et il se plaint d'une douleur extrêmement vive au niveau du côté du thorax. Cette douleur lui rend la respiration difficile. Immédiatement, la température s'élève et la fièvre atteint 39°. Le sommeil est impossible; la toux fatigante. Les crachats sont couleur sucre d'orge ou marmelade d'abricots, rouillés, adhérents au vase, ils ne tardent pas à devenir rouge brique.

Les joues du malade sont brûlantes; les pommettes sont rouges; la langue est sale; il y a des vésicules d'herpès sur les lèvres.

Si la maladie suit une marche heureuse, tous ces phénomènes s'amendent au bout de cinq à dix jours, et la fièvre tombe en une seule fois.

Si, par malheur, la maladie triomphe de la résistance du malade, on voit les crachats devenir **jus de pruneaux;** le pouls est petit, incomptable, filiforme; il y a du ballonnement du ventre, de la diarrhée, et le malade meurt **dans** le délire.

Bien plus grave que la congestion pulmonaire, la pneumonie est une inflammation aiguë des lobes du poumon due à un microbe : le pneumocoque.

Les formes les plus graves se rencontrent surtout chez les vieillards et les débilités.

Ses complications sont fort nombreuses : pleurésie, péricardite, néphrite, péritonite et méningite (chez l'enfant).

L'alimentation du malade atteint de pneumonie se composera de lait, bouillon, grogs, boissons alcoolisées, vins généreux, champagne.

On appliquera sur le thorax des ventouses scarifiées, des sangsues. On luttera contre la fièvre à l'aide de la quinine et des enveloppements froids du thorax. Enfin, on pourra administrer, toutes les deux heures, une cuillerée à soupe de la potion suivante :

| | | |
|---|---|---|
| Acétate d'ammoniaque. . . . . . . | 10 grammes. | |
| Sirop d'éther. . . . . . . . . . . | 40 | — |
| Eau distillée. . . . . . . . . . . | 100 | — |

La pneumonie des enfants sera traitée à l'aide de ventouses sèches, de quinine à petite dose, d'alcool dans du lait, et de bains progressivement refroidis de 28 à 20 degrés.

Pendant la convalescence, on fera un grand usage de quinquina, de kola, et l'on effectuera un séjour à la campagne.

## Pleurésie

Si les médecins ont une tendance à regarder la pleurésie comme une manifestation de la tuberculose, il n'en est pas moins vrai que des hommes de très robuste santé peuvent, sous le coup d'un refroidissement, être atteints de cette inflammation de la plèvre qu'on appelle la pleurésie.

Nous avons connu, pour notre part, de nombreux jeunes gens qui, à la suite d'imprudences sportives, par exemple à la suite de courses prolongées en bicyclette par un temps de pluie, ont été atteints de pleurésie grave. Leur fatigue, leur sueur s'étaient mal accommodées du contact permanent d'un vêtement mouillé, et leur plèvre avait été atteinte.

Comme la plupart des maladies graves de l'appareil respiratoire, la pleurésie s'annonce par des frissons et de la fièvre, puis par un point de côté qui occasionne une douleur très vive, au niveau de la cinquième côte. Le malade se couche du côté de sa pleurésie parce qu'il accuse de ce côté une sensation de gêne et de pesanteur.

L'épanchement pleurétique comprime le poumon sous-jacent, et peut même dévier le cœur quand il siège à gauche. A droite, il peut abaisser le foie.

Si on place l'oreille sur le côté de la pleurésie, on n'entend plus le murmure produit par la respiration (murmure vésiculaire), et la voix du malade vous parvient à l'oreille avec un timbre nasonné, chevrotant, qui l'a fait comparer à une voix de polichinelle.

Le thorax présente une voussure et une immobilité pendant les mouvements inspiratoires.

Tant que durera la fièvre, le malade ne prendra que du bouillon, des potages au lait. Mais, dès que la température aura diminué, la suralimentation progressive sera de règle.

Le point de côté sera traité par l'application de ventouses sèches et de cataplasmes sinapisés. La fièvre sera soumise à l'action des antithermiques : antipyrine et quinine.

Pour faire diminuer l'épanchement, les diurétiques et les vésicatoires seront employés ; mais si cela n'était pas suffisant, il faudrait recourir à la ponction, et ce serait au médecin seul qu'il appartiendrait de l'effectuer.

Voici une excellente potion pour pleurétique :

| | |
|---|---|
| Oxymel scillitique. . . . . . . . . . | 10 grammes. |
| Benzoate de soude. . . . . . . . . | 4 — |
| Sirop des cinq racines. . . . . . | 40 — |
| Décoction de chiendent. . . . . . | 100 — |

On prendra cette potion par cuillerée à soupe toutes les deux heures.

Pendant sa convalescence, le malade qui a eu une pleurésie sera suralimenté ; on lui donnera du quinquina, de l'arsenic, de l'huile de foie de morue. Il fera un séjour à la campagne, et il choisira de préférence le midi de la France en hiver, et la montagne en été.

## Tuberculose pulmonaire

Les tuberculeux qui s'ignorent sont en nombre incalculable. Et pourtant, tout le monde le sait, si la tuberculose est une maladie qui ne pardonne guère quand elle est très avancée (comme toutes les maladies, d'ailleurs), il n'y en a pas qui soit plus guérissable, pendant ce que nous pouvons appeler sa phase d'installation, c'est-à-dire pendant cette période où elle commence à s'emparer de l'organisme. Il est donc extrêmement utile de savoir à quels signes un début de tuberculose peut être reconnu.

Nous ne saurions dire combien de malades de tout âge mettaient sur le compte de malaises passagers et sans importance des symptômes qui nous éclairèrent suffisamment pour leur ordonner un traitement sévère qui les sauva d'une tuberculose à évolution rapide.

Aussi pensons-nous qu'il est de la plus grande utilité de donner ici un tableau très complet de la tuberculose à son début.

Un des meilleurs signes est, sans contredit, l'élévation de la température, débutant, chaque jour, vers quatre à cinq heures du soir et se prolongeant jusqu'au milieu de la nuit.

A côté de la fièvre, il faut citer les névralgies intercostales, l'amaigrissement notable, l'anémie, les pâles couleurs, les palpitations de cœur, les sueurs profuses et nocturnes, la disparition de l'appétit, les aigreurs d'estomac et les vomissements.

Le malade tousse, et sa toux est sèche, brève, s'accompagnant de crachats striés de sang. La respiration est pénible; la marche, la course, tout effort s'accompagnent d'une dyspnée très accentuée.

L'amaigrissement du thorax est manifeste. Il y a au-dessus et au-dessous de la clavicule des creux dont la compression est douloureuse.

Mais tous ces symptômes n'empêchent pas le malade de vaquer à ses occupations, sans se préoccuper outre mesure de son état. S'il ne se soigne pas, des symptômes beaucoup plus graves ne tarderont pas à apparaître.

La dyspnée sera très vive, et les crachats deviendront très abondants. La fièvre aura chaque soir de grandes montées et pourra atteindre 40°. Le malade devient excessivement maigre, tombe dans la consomption. Il a une diarrhée incoercible et sans coliques. Les membres inférieurs enflent, et le séjour au lit amène des escarres dans la région du sacrum. La toux enfin est caverneuse et témoigne par son timbre de la cavité qui lui sert de caisse de résonance. Cette cavité est due à la destruction du tissu pulmonaire.

Quelle que soit la période, le tuberculeux peut présenter des hémoptysies d'une gravité variable.

Le traitement devra viser : 1° les symptômes; 2° l'amélioration du terrain.

La fièvre sera combattue avec l'antipyrine et le pyramidon; les sueurs nocturnes seront diminuées avec des pilules d'agaric blanc et des lotions vinaigrées faites le soir; l'hémoptysie sera traitée par des injections d'ergotine, par l'eau de Rabel et les bains de pieds sinapisés; la toux sera calmée avec l'extrait thébaïque (2 centigrammes), la terpine (1 gramme), et des inhalations de benjoin; la dyspnée sera susceptible d'un traitement par la morphine et l'éther; la potion de Rivière et l'opium seront enfin administrés pour calmer les vomissements incoercibles et la diarrhée

La seule médication que nous conseillons toujours avec succès, à seule fin de modifier l'état général, c'est l'huile de foie de morue créosotée. Les malades qui ne pourraient la prendre à la cuiller n'auraient qu'à la prendre sous forme de capsules.

Il faudra ajouter à cette thérapeutique, salutaire sans doute, mais non suffisante, la cure d'air, la cure de repos et la cure d'alimentation.

La cure d'air se fera par tous les temps et sous tous les climats. Le malade sera exposé à l'air, du lever au coucher du soleil. Il sera abrité contre le vent, le soleil ardent et l'humidité. La nuit, il dormira dans une chambre dont les fenêtres seront tenues ouvertes, mais il sera soigneusement protégé contre le froid par des couvertures nombreuses.

Les climats préférés seront Cannes, Menton, Alger, et les îles de la Méditerranée, pendant l'hiver, la Suisse, l'Auvergne, le Dauphiné et la Savoie, durant les mois d'été.

La cure d'alimentation, enfin, se fera à l'aide de laitages, d'œufs (4 à 6 par jour), de viandes blanches, de viandes rôties; de purées de légumes secs; d'aliments riches en graisse, comme le beurre, l'huile, le thon, les sardines, les crustacés, les mollusques et la cervelle; de fruits mûrs sucrés ou huileux; de fromages; de crèmes; de sucreries; de gâteaux; de vins généreux et de bière. On y ajoutera la viande crue, râpée dans du bouillon, prise à la dose de 50 à 300 grammes.

## Hémoptysie

Quand un malade rejette par la bouche une certaine quantité d'un sang rouge, aéré, au cours d'un effort de toux ou par simple expulsion, sans effort, il a une hémoptysie.

C'est surtout pendant l'âge adulte, et au cours de la tuberculose pulmonaire, que se rencontrent les hémoptysies. Mais on peut aussi en rencontrer à la suite d'une contusion ou d'une plaie pénétrante du thorax.

Les malades qui souffrent d'une maladie de cœur ou d'un cancer du larynx peuvent être également atteints d'une hémoptysie plus ou moins grave.

L'hémoptysie s'annonce fréquemment par des palpitations, de la dyspnée et même des saignements de nez. Le malade éprouve un goût de sang dans la bouche, et bientôt en rend une quantité plus ou moins grande.

Les derniers crachats rendus sont noirs, au lieu d'être rouges. Ce ne sont pas ceux-ci qu'il faut montrer au médecin, parce que leur couleur pourrait faire croire qu'ils viennent de l'estomac et non des bronches.

Quand l'hémoptysie est de quelque importance, il y a de la pâleur, du refroidissement des extrémités, de la petitesse du pouls et de la tendance à la syncope.

Certains malades ont de fréquentes hémoptysies qui les épuisent. D'autres n'en ont jamais plus d'une, et la première est aussi la dernière. Souvent, l'hémoptysie survient chez un individu en bonne santé, et elle joue alors un rôle prémonitoire extrêmement utile, parce qu'elle attire l'attention du malade et de son entourage sur des lésions insoupçonnées.

Le malade atteint d'une hémoptysie sera immédiatement placé dans un local frais, dont les fenêtres seront ouvertes. Il sera assis et débarrassé de tout vêtement ou lien pouvant le gêner. On lui imposera l'immobilité et le silence.

Sur la poitrine, on fera une application de ventouses sèches et de sinapismes. On fera prendre au malade des bains de pieds sinapisés, il sucera de la glace et boira du lait glacé. Comme médicaments, l'eau de Rabel et l'injection d'ergotine seront d'une immédiate utilité :

> Eau de Rabel. . . . . . . . . . . . . 4 grammes.
> Sirop de codéine. . . . . . . . . . . 30  —
> Eau distillée. . . . . . . . . . . . . 90  —

À prendre par cuillerées à soupe.

L'ergotine Yvon sera injectée à la dose de 50 centigrammes à 2 grammes.

La toux, qui est parfois quinteuse et persistante, sera calmée avec le sirop de morphine.

Chez les cardiaques, l'hémoptysie réclamera un traitement à base de digitale et de théobromine, une alimentation exclusivement lactée et l'application de ventouses scarifiées.

## Asthme

C'est la nuit que le malade a le plus souvent sa crise. Il est arraché au sommeil par une angoisse poignante. Il suffoque, il se met sur son séant, il court à la fenêtre, l'ouvre, cherche à faire entrer l'air dans ses poumons. Mais c'est en vain. Le thorax demeure immobile, en inspiration, le diaphragme abaissé.

L'attitude de l'asthmatique est, à ce moment, terrifiante. Le corps incliné en avant, les yeux saillants, pleins de larmes, la face couverte de sueur, le malade essaie à tout prix de faire entrer l'air dans ses poumons.

Une inspiration est enfin possible, brève et pénible, à laquelle succède une expiration prolongée, sifflante, qui s'entend au loin et qui imite un bruit de piaulement.

Au bout d'une heure ou deux, la fréquence des mouvements respiratoires a repris sa normale. Une toux sèche se produit, suivie d'une expectoration abondante, qui se compose de petits crachats pâles comme de l'amidon cuit, et gros comme une lentille. Charcot y a découvert des cristaux.

Quand l'accès est commencé, il faut asseoir le malade, lui maintenir la tête haute. On le débarrassera de tout vêtement capable de gêner la circulation, et la chambre sera fortement aérée.

On prétend qu'il suffit quelquefois de plonger les mains du malade dans l'eau chaude pour entraver la marche de l'accès. Mais nous ne recommandons guère, comme infaillible, ce procédé que rien ne justifie, et qui ne nous a donné que de très rares résultats.

Quand il s'agira d'un accès modéré, on pourra se contenter de faire fumer au malade une ou deux cigarettes de datura stramonium.

Chaque cigarette contient environ un gramme de feuilles de cette solanée. Elles sont vendues toutes dosées, comme le prescrit le Codex.

Le papier nitré est, lui aussi, d'un usage fréquent et recommandable. Mais ce qui est le plus employé à présent, c'est certainement la pyridine qui est le principe actif auquel les cigarettes et le papier nitré doivent leur efficacité. Il suffit d'en verser une dizaine de gouttes sur un mouchoir et de le respirer, ou mieux d'en mettre quatre à cinq grammes dans une soucoupe qu'on place au milieu de la pièce.

Les inhalations d'éther peuvent aussi rendre de grands services.

Les malades sujets aux crises d'asthme feront bien d'avoir toujours sous la main de quoi pouvoir faire le mélange suivant :

| | | |
|---|---|---|
| Ether. . . . . . . . . . . . . . . . | 30 grammes. | |
| Essence de térébenthine. . . . . . | 15 | — |
| Acide benzoïque. . . . . . . . . . . . | 15 | — |
| Baume de Tolu. . . . . . . . . . . | 8 | — |

qu'on placera dans un flacon à large tubulure et qu'on

respirera pendant l'accès, à seule fin de le faire cesser.

Nous déconseillons le nitrite d'amyle, le valérianate d'amyle et l'iodure d'éthyle.

Quand la crise d'asthme est très intense, les fumigations et les inhalations seront insuffisantes; il faudra, sans hésiter, recourir aux injections de morphine. Une injection d'un centigramme sera ordinairement la dose utile. Mais on pourra la renouveler sans crainte si elle ne suffisait pas à amener la fin de la crise.

Dartres, rhumatismes, goutte, gravelle, migraine, sont des affections que l'asthme peut remplacer et qui, réciproquement, peuvent remplacer l'asthme; ce sont, disait Trousseau, « des expressions différentes d'une même diathèse ». L'asthme peut donc survenir en vertu d'une prédisposition morbide héréditaire.

Des causes secondaires peuvent provoquer l'irritabilité anormale des centres et des nerfs respiratoires et, parmi celles-ci, les affections du nez tiennent le premier rang.

On a encore décrit un asthme dyspeptique fréquent chez les jeunes enfants et disparaissant par un vomitif. Chez l'adulte, on a trouvé des crises d'asthme provoquées par de la dilatation d'estomac et des maladies de peau.

Dans tous ces derniers cas, il est bien évident que le traitement de la cause seconde est de la première importance. Il ne faudra pas les oublier quand on aura à soigner un asthmatique loin de tout secours médical.

Tout asthmatique devra se soumettre à la médication iodurée dans l'intervalle de ses crises. Il en prendra environ 50 centigrammes par jour, selon la formule suivante :

> Iodure de potassium. . . . . . . . .   10 grammes.
> Sirop d'écorce d'orange amère. . .   60   —
> Eau distillée. . . . . . . . . . . .   240   —

Une cuillerée à soupe au milieu du repas de midi.

On supprimera le vin et on le remplacera par une infusion chaude de thé léger.

L'acide arsénieux, la caféine, la digitale, l'extrait de belladone pourront être aussi employés. Mais nous préférons l'iodure de potassium.

# II

# MALADIES DE L'APPAREIL CIRCULATOIRE ET DU SANG

Endocardite. — Asystolie. — Anévrysme. — Anémie. — Angine de poitrine. — Palpitations. — Syncope. — Varices. — Phlébite. — Ulcère variqueux.

## Endocardite et lésions valvulaires

Vous avez certainement rencontré de ces personnes que le moindre effort rend à bout de souffle. Le fait de monter un escalier de peu de marches ou de gravir une léger coteau les oblige à s'asseoir un certain temps avant de pouvoir causer. Ils portent la main à la poitrine, dans la région du cœur, et témoignent ainsi, par un geste, des palpitations qui leur rendent impossibles toute marche, tout déplacement et même toute conversation, avant d'avoir repris un temps de repos.

La plupart du temps, il s'agit d'anciens rhumatisants, dont le cœur a été touché par le rhumatisme et qui ont gardé, comme vestige de leur maladie, une lésion d'un des orifices du cœur

L'auscultation peut, à une oreille exercée, donner des renseignements précis sur les altérations présentées par les valvules qui président à l'alternative occlusion de chacun des orifices du cœur.

Le rhumatisme articulaire aigu n'est pas, d'ailleurs, la

seule maladie qui touche ainsi le cœur et altère ses orifices. L'inflammation de la membrane interne du cœur qui caractérise l'endocardite peut encore être causée par la péricardite, la myocardite, la pneumonie, la fièvre typhoïde, la scarlatine, la néphrite, les traumatismes, etc.

A sa phase de début, l'endocardite ne se traduit pas seulement par des palpitations et de la dyspnée au moindre effort, mais encore par de la fièvre.

S'il s'agit d'un rhumatisant, par exemple, on voit les articulations perdre leur enflure, devenir moins douloureuses, et pourtant la fièvre se maintenir et le malade se plaindre d'une gêne pour respirer et d'une grande oppression.

Le repos prolongé au lit sera alors la première recommandation à observer, et l'on y ajoutera un régime lacté quasi absolu.

On pourra continuer l'usage des médicaments salicylés.

Le tabac, l'alcool, les bains froids, les douches seront sévèrement prohibés.

On fera de la révulsion dans la région du cœur, à l'aide de ventouses scarifiées et de sangsues.

Le repas du soir sera, même après la convalescence, toujours frugal, et le malade se privera de thé, de café et d'excitants de toute nature.

Si le pouls est irrégulier, la digitale, le strophantus, le convallaria maïalis seront des médicaments bienfaisants.

> Poudre de feuilles de digitale. . . .   5 centigrammes.
> Extrait de convallaria. . . . . . . . .   10   —

Pour une pilule, trois par jour.

Cette préparation est excellente; on la prendra pendant quatre jours, et on attendra quelques semaines avant de la reprendre.

Les personnes qui ont souffert d'une endocardite auront

une vie calme; elles éviteront les émotions, les professions
pénibles, la bicyclette, la gymnastique, les traumatismes;
elles vivront dans un climat tempéré, exempt d'humidité,
et sauront se soustraire aux variations brusques de température. Elles éviteront les repas copieux et les excès de
toute nature.

Si l'ensemble de ces précautions n'était pas scrupuleu-
sement observé, le cœur, soyez-en persuadé, serait bien
vite arrivé au stade ultime du travail qu'il peut effectuer,
il succomberait et sa défaillance se traduirait par cet
ensemble de symptômes qui constitue l'état grave qu'on
appelle l'*asystolie.*

## Asystolie

Le visage du malade atteint d'asystolie est celui d'une
personne qui vient d'effectuer une longue course; il est
violacé, son œil est brillant, les narines sont dilatées.

Le cœur bat plus bas que dans la normale, le pouls est
petit, irrégulier, à peine comptable, il y a des palpitations.

Le mauvais travail du cœur retentit dans tout l'organisme, c'est ainsi qu'il y a de la congestion du foie, de la
rate et des reins, des vertiges et des maux de tête, de
l'enflure des membres inférieurs et de l'hydropisie. Les
poumons sont, eux aussi, congestionnés, du moins dans
leurs bases, et la respiration est pénible.

Sans doute, les accidents peuvent se localiser dans tel
organe de préférence à tel autre, mais, de toute façon,
l'asystolie est une maladie grave qui demande des soins
énergiques et immédiats.

Au début de la crise d'asystolie, on aura recours à la
saignée, à l'injection de caféine, d'éther ou d'huile
camphrée. Puis, mis au repos absolu, le malade, qui ne
s'alimentera qu'avec du lait, prendra de la poudre de

feuilles de digitale à la dose moyenne de trente centigrammes par jour, pendant trois jours. On sait que la digitale est un médicament dont l'action s'accumule; aussi ne la faut-il donner qu'à petites doses répétées.

On administrera ensuite la théobromine pour faciliter la crise urinaire.

En outre de cette médication, qui a pour but de donner au cœur l'énergie qui lui manque, il faudra traiter chacun des symptômes secondaires.

L'hydropisie sera susceptible d'une médication diurétique (poudre de scille, lactose) et de purgatifs drastiques (scammonée, eau-de-vie allemande).

Voici une formule de pilules à la fois diurétiques, purgatives et toniques du cœur :

| Poudre de scille. | 5 centigrammes. |
| Poudre de digitale. | 5 — |
| Scammonée. | 5 — |

Pour une pilule. En prendre une à deux par jour.

Le purgatif suivant, donné en une seule fois, est très énergique :

| Eau-de-vie allemande. | 15 grammes. |
| Sirop de nerprun. | 15 — |

La congestion du foie réclamera l'application de ventouses scarifiées, l'administration de calomel, d'iodure de potassium et d'eau de Vichy.

Les troubles d'origine pulmonaire seront amendés à l'aide d'une saignée, de ventouses nombreuses appliquées à la base des poumons, d'inhalations d'oxygène et d'éther.


## Anévrysme

Il vous est arrivé fréquemment d'entendre dire qu'une personne de votre connaissance, que vous aviez quittée en pleine santé apparente, était morte subitement, en rentrant chez elle, emportée par la rupture d'un anévrysme. C'est que rien ne prédispose à la mort subite comme l'existence d'un anévrysme.

L'anévrysme aortique est, en effet, une dilatation de l'artère aorte, qui peut avoir la forme d'un fuseau, d'une coupe, et qui siège de préférence au niveau de la crosse que décrit ce gros vaisseau, en quittant le cœur. Sa rupture peut donc amener une mort foudroyante.

Assez fréquent chez l'homme, surtout entre cinquante et soixante ans, l'anévrysme reconnaît de causes nombreuses parmi lesquelles il faut citer la vieillesse, la goutte et l'intoxication par le plomb.

Le début de sa formation est insidieux, et la douleur ne commence à se manifester qu'avec les troubles dus à la compression des organes voisins par la poche anévrysmale. Aussi, avons-nous connu des malades atteints d'anévrysme de l'aorte, qui ne se doutaient guère des précautions qu'il leur était nécessaire de prendre. Tel est le cas de ce brave agent voyer chez qui nous découvrîmes un anévrysme de l'aorte, au cours des soins que nous lui prodiguions pour une autre maladie et qui ne se doutait nullement de son existence. Il écouta nos conseils, suivit nos prescriptions et prit une retraite précipitée qui lui permit, par le repos qu'elle lui procura, de passer encore de longues années au milieu des siens.

Les symptômes de compression sont donc des phénomènes tardifs. Ils peuvent être très variables.

S'il s'agit d'une compression de la veine cave supérieure, la face est cyanosée, boursouflée, les veines du cou sont dilatées, il y a des maux de tête, des bourdonnements d'oreilles, des vertiges et des saignements de nez.

Une compression des nerfs pourra occasionner des accès de toux et de suffocation, des hoquets, des vomissements et des palpitations, selon le nerf qui aura subi la compression.

Il y a de la gêne pour la respiration, quand l'anévrysme appuie sur la trachée, et la déglutition est difficile quand l'œsophage est comprimé.

On voit combien est variable le tableau symptomatique de l'anévrysme. A l'œil, on aperçoit une voussure à gauche du sternum, et, si l'on y place la main, on sent un frémissement vibratoire ou thrill.

Le malade atteint d'un anévrysme aura une vie calme, exempte d'efforts violents et d'émotions. Il vivra de laitages, d'œufs, de légumes en purée, de viandes fraîches. Il s'abstiendra de viandes faisandées et de boissons alcooliques. Il ne boira qu'environ 120 grammes de liquide par repas.

La médication iodurée est le traitement de choix de l'anévrysme :

> Iodure de potassium. . . . . . . . .     10 grammes.
> Sirop d'écorce d'orange amère. .   150     —

Une cuillerée à soupe contient un gramme d'iodure de potassium. On en prendra de une à six cuillerées par jour, pendant deux à trois mois, avec une semaine de repos par mois.

## Palpitations

Comme les palpitations peuvent se manifester au cours de maladies très nombreuses (coliques hépatiques, maladies de cœur, maladies des reins, chorée, neurasthénie, maladies des nerfs), il est bien rare de ne pas rencontrer autour de soi des personnes qui se plaignent de palpitations. Le cœur se met à battre avec précipitation, empêchant la marche, le travail manuel, et occasionnant souvent un état de malaise et d'anxiété.

La personne qui souffre de palpitations emploiera avec succès la vessie de glace, les compresses froides, les pulvérisations d'éther, au niveau de la région du cœur. Elle évitera les émotions, les spectacles pénibles, les fatigues intellectuelles, les veilles, les abus d'alcool, le thé, le café, le tabac, les excès de toute nature

On préférera un séjour à la campagne, avec un exercice méthodique, exempt de toute fatigue, et un grand repos intellectuel. La balnéothérapie sera de règle. Elle sera suivie de frictions stimulantes.

A part la défense de prendre de l'alcool, du thé ou du café, l'alimentation sera substantielle.

Dans l'intervalle de leurs crises, les malades sujets aux palpitations se trouveront bien du bromure de potassium ou du valérianate d'ammoniaque :

| | |
|---|---|
| Bromure de potassium. . . . . . . | 10 grammes. |
| Sirop d'écorce d'orange amère. . | 60 — |
| Eau distillée. . . . . . . . . . . | 240 — |

Une à trois cuillerées à soupe par jour.

| | |
|---|---|
| Valérianate d'ammoniaque. . . . . | 1 gramme. |
| Sirop de menthe. . . . . . . . . . | 30 — |
| Eau de tilleul. . . . . . . . . . . | 120 — |

Une à deux cuillerées à soupe par jour.

Les jeunes filles qui ont des palpitations sont souvent atteintes d'une chlorose, dont les palpitations ne sont que symptomatiques. On les soumettra à une médication ferrugineuse.

L'eau ferrée, qui est une préparation ferrugineuse connue de toute antiquité, se prépare en versant un litre d'eau bouillante sur des clous rouillés. On en prendra deux à trois verres par jour.

Voici deux formules de pilules dont l'une est due au D^r Huchard :

    Lactate de fer. . . . . . . . .    10 centigrammes.
    Cascara sagrada. . . . . . . . .    5      —
    Sirop de gomme. . . . . . . .     Q. S.

Pour une pilule. En prendre deux à cinq par jour.

    Tartrate ferrico-potassique. . . . . .    5 grammes.
    Extrait d'armoise. . . . . . . . . .    2      —
    Extrait d'absinthe. . . . . . . . .    2      —
    Essence d'anis. . . . . . . . . . .    3 gouttes.

Pour 50 pilules. En prendre deux à chaque repas.

## Angine de poitrine

L'angine de poitrine est une maladie surtout fréquente chez les arthritiques. Elle est caractérisée par des accès plus ou moins répétés qui surviennent d'une façon toute soudaine sans cause appréciable quelquefois, le plus souvent à la suite d'un effort léger, d'une fatigue peu importante ou d'une émotion.

Le traitement doit être immédiat. On fera respirer les vapeurs de quatre gouttes de nitrite d'amyle versées sur un mouchoir ou bien dans une soucoupe.

S'il y avait une tendance à la syncope, on coucherait le malade à plat sur le dos, et on lui ferait des frictions excitantes. On placerait le marteau de Mayor sur la région du cœur ; on ferait même à ce niveau des pointes de feu, ou bien on y appliquerait un vésicatoire.

Si ces différents moyens demeuraient insuffisants, et si la syncope demeurait menaçante, n'hésitez pas à faire au malade une injection d'éther, de caféine ou d'huile camphrée.

Il peut se faire, surtout quand il s'agit d'une première

crise, qu'on n'ait pas sous la main le nitrite d'amyle qui est le remède de choix. Alors, on aura recours, faute de mieux, aux inhalations d'éther et au lavement de chloral (4 grammes dans 50 grammes de lait).

Je déconseille absolument l'usage de l'injection de morphine.

Entre les accès, de nombreuses précautions seront prises dans le but d'en empêcher le retour.

Le malade sujet aux angines de poitrine aura une vie calme, ne se livrera qu'à des exercices modérés. Il évitera les efforts, la peur, les émotions fortes, les emportements de la colère, les excès de toute nature et l'hydrothérapie.

Son régime sera lacté ou lacto-végétarien. Les repas seront peu copieux. On en proscrira les mets excitants, le gibier, les poissons, les viandes rouges, les fromages faits, les boissons alcoolisées, les vins fins, le thé et le café. Le tabac sera, lui aussi, sévèrement défendu.

Le repos au lit, pendant la période des crises, est recommandable, de même que la révulsion faite à l'aide de petits vésicatoires placés sur la région du cœur et souvent répétés.

## Syncope

Nous avons tous été les témoins d'une défaillance, au cours de laquelle, sans pousser un cri, une personne pâlit et perd connaissance. Le visage est cadavérique, froid, couvert de sueur. Le pouls n'est plus perceptible, et la respiration apparaît comme tout à fait abolie.

C'est dans cette perte passagère de l'intelligence, du mouvement et de la sensibilité, avec arrêt du cœur et de la respiration, que consiste la syncope.

Fort heureusement, cet arrêt de la vie ne dure que quelques secondes, et le malade revient peu à peu à lui, toutes ses fonctions se rétablissant.

Dans le traitement de la syncope, il faut faire vite et agir avec persévérance Le malade sera exposé à l'air frais, débarrassé de tous les liens constricteurs (ceinture, col de chemise, cravate, corset); on le placera la tête basse. On aspergera sa face avec de l'eau froide, et on lui fera des frictions sur tout le corps avec l'alcool camphré. On lui placera sous le nez un flacon d'ammoniaque ou de vinaigre. Et, si tout cela n'est pas suffisant, on aura recours aux tractions rythmées de la langue, à la respiration artificielle et aux injections d'éther ou de caféine.

On peut injecter jusqu'à cinq à six centimètres cubes d'éther, et jusqu'à un gramme de caféine dans les vingt-quatre heures.

```
Caféine. . . . . . . . . . . . . . . . . . .    2 gr. 50
Benzoate de soude. . . . . . . . . . . . . .    2 gr. 50
Eau distillée. . . . . . . . . . .Q. S. p.  10 cmc.
```

Injecter un à quatre centimètres cubes dans la journée.

Quand le malade est revenu à lui, il doit garder le lit et prendre des boissons toniques et alcoolisées (café, grogs, thé au rhum).

L'état syncopal peut être rencontré dans toutes les affections du cœur, dans la pleurésie et les lésions du cerveau. Il peut être secondaire à des hémorragies abondantes et n'être que le résultat d'une anémie bien caractérisée. On le rencontre souvent dans les intoxications et, en particulier, sous le chloroforme, de même que dans les empoisonnements par les champignons. Le traumatisme, enfin, et les maladies infectieuses (fièvre typhoïde, scarlatine) peuvent causer une syncope.

## Anémie

Le tableau clinique présenté par le malade atteint d'anémie est bien connu C'est, le plus souvent, une jeune fille aux environs de la formation. Elle est triste, elle n'a pas d'appétit. Pas de joie sur son visage, pas d'énergie, pas de goût aux travaux ni aux promenades. Le teint est jaunâtre, bilieux ou verdâtre. L'extérieur témoigne d'un manque de coquetterie, qu'on met sur le compte de bons penchants ou d'une timidité bienséante, et qui n'est, en somme, que le résultat de la maladie.

La jeune malade se plaint de palpitations, de maux de tête, d'éblouissements. Le soir, après une promenade légère, les chevilles sont enflées; il y a des vomissements, de la constipation, des pleurs faciles, une émotivité morbide, des flueurs blanches et une décoloration des muqueuses buccale et conjonctivale. Enfin, l'amaigrissement ne tarde jamais à apparaître, et la jeune fille demeure confinée à la chambre telle est sa fatigue et souvent sa fièvre.

Le traitement de l'anémie demande une hygiène sérieuse, une alimentation appropriée et une médication énergique.

*Hygiène* : Dans les cas graves, le séjour au lit, pendant deux à trois semaines, pourra être ordonné avec fruit. Dans les formes· légères, les exercices modérés, les affusions froides, les lotions vinaigrées, les frictions aromatiques seront suffisantes si elles s'accompagnent du séjour à la campagne. Nous déconseillons, pour ce séjour, la mer et la montagne. La colline de 500 mètres avec pinède sera le meilleur emplacement.

*Alimentation* : Le régime sera abondant, riche. Il se composera de poissons, volailles, viandes rôties sans sauces, d'œufs et de laitage. Pas de féculents, mais de préférence des purées de légumes verts, de la compote de fruits, des pâtisseries et du pain grillé.

Ne boire, en mangeant, ni vin, ni bière, ni alcool, mais simplement un tiers de litre de lait à chaque repas, avec un bol de tilleul chaud bien sucré à la fin du repas.

Quant à la *médication*, elle sera à base de fer et d'arsenic. Voici deux préparations excellentes, l'une martiale, l'autre arsenicale. On les prendra alternativement :

```
1° Lactate de fer. . . . . . . . . . . . . .   o gr. 10
   Cascara sagrada. . . . . . . . . . . . .    o gr. 05
```

Pour une pilule; en prendre deux à quatre par jour.

```
2° Arséniate de soude. . . . . . .    10 centigrammes.
   Sirop de quinquina. . . . . .    300 grammes.
```

Une cuillerée à soupe à chaque repas.

En outre de cette médication, qui s'attaque à l'état général, certains symptômes demandent à être traités quand ils prennent une grande importance. C'est ainsi que les vomissements exigeront la position horizontale, la potion de Rivière et le lait glacé. Le manque complet d'appétit sera traité par des apéritifs énergiques : quinquina, quassia-amara, colombo, gentiane, teinture de noix vomique.

On prendra, par exemple, avant chacun des deux principaux repas, dans un peu d'eau sucrée, dix gouttes du mélange suivant :

```
Teinture de noix vomique. . . . . .   5 grammes.
Teinture de badiane. . . . . . . . .  5     —
```

Ou bien un verre à liqueur du vin suivant :

```
Vin de kola. . . . . . . . . . . . .  250 grammes.
Vin de quinquina. . . . . . . . . .   250    —
Vin de gentiane. . . . . . . . . . .  250    —
Vin de colombo. . . . . . . . . . .   250    —
Liqueur de Fowler. . . . . . . . . .    5    —
Teinture de noix vomique. . . . .       5    —
```

La constipation sera diminuée avec le podophyllin et en associant au fer la rhubarbe ou le cascara.

## Varices

Les varices sont dues à une inflammation des veines qui s'accompagne d'une dilatation de leurs parois. Elles sont surtout fréquentes aux membres inférieurs. Elles peuvent être superficielles ou profondes.

Les varices superficielles se traduisent par des lignes bleutées qui suivent le trajet des veines et qui offrent une saillie appréciable au doigt. Souvent, il y a même des dilatations tellement apparentes qu'elles forment des ampoules et des méandres; on a alors ce qu'on appelle le paquet variqueux.

Le malade atteint de semblables varices a la marche difficile. Une enflure s'aperçoit, chaque soir, au niveau de sa cheville, et la sensibilité de sa jambe est obtuse. Son membre inférieur lui paraît lourd, engourdi.

C'est surtout par ces signes fonctionnels que se traduisent les varices profondes qui, de par leur situation, n'apparaissent pas, comme les précédentes, à la périphérie. Il y a des crampes, des démangeaisons et une exagération de la sécrétion de la sueur.

Un variqueux devra porter un bas à varices, qui jouera un rôle de contention. Contre l'œdème des chevilles et l'engourdissement, on emploiera le repos, avec une situation élevée de la jambe. Comme médicament, on prendra l'extrait fluide d'*hamamelis virginica*, à la dose quotidienne de cinq grammes environ.

La marche, la station prolongée seront défendues.

Les varices, non dangereuses en elles-mêmes, peuvent avoir des complications autrement sérieuses : la phlébite, les hémorragies et l'ulcère variqueux, pour ne citer que les principales.

## Phlébite

Il s'agit, là encore, d'une inflammation des veines, mais, au lieu d'amener une dilatation des parois veineuses, elle cause, au contraire, l'oblitération du vaisseau avec le caillot qui est le résultat de l'infection phlébitique. Cette oblitération amène alors un œdème blanc, dur, douloureux, qui siège le plus souvent au membre inférieur.

Le caillot peut se fragmenter et, entraîné dans le torrent circulatoire, il sera la source d'embolies, d'où le danger des mouvements, au cours de la phlébite.

La peau du membre est blanchâtre, lisse, luisante, dure. La pression y est douloureuse et détermine un godet qui témoigne de l'infiltration du tissu sous-cutané. La veine malade y est sentie sous la forme d'un cordon dur et douloureux.

Quand il s'agit d'une phlébite des veines de la jambe, la douleur est surtout perceptible au pli de l'aîne, au pli du genou et au mollet. Quant à l'œdème de la jambe, il débute au mollet, chez les tuberculeux, et à la racine de la cuisse, chez les accouchées.

Le membre est engourdi, mais les masses musculaires sont douloureuses. Il y a impossibilité absolue de se servir de la jambe. Il y a même grand danger à essayer de vaincre cette impotence.

La fièvre n'est pas rare ; elle s'accompagne d'une diminution des urines et d'un manque d'appétit.

Cette affection peut reconnaître de nombreuses causes médicales et chirurgicales : fièvre typhoïde, grippe, rhumatisme, érysipèle, fibrome utérin, kyste de l'ovaire, cancer, tuberculose, etc...

Le traitement exige, en premier lieu, une immobilité complète du membre dans une gouttière ouatée et légèrement élevée. Le malade, sous aucun prétexte, ne transgressera cette prescription.

On essaiera de calmer les douleurs trop fortes avec un liniment chloroformé ou une pommade belladonée.

Liniment :

| | |
|---|---|
| Chloroforme. . . . . . . . . . . . . | 10 grammes. |
| Laudanum. . . . . . . . . . . . | 10 — |
| Baume de Fioravanti. . . . . . . . | 80 — |

Pommade :

| | |
|---|---|
| Extrait de belladone. . . . . . . . | 2 grammes. |
| Extrait d'opium. . . . . . . . . . . | 1 — |
| Vaseline. . . . . . . . . . . . . . | 20 — |
| Lanoline. . . . . . . . . . . . . . | 20 — |

Contre l'asthénie du malade, on luttera à l'aide de toniques et de fortifiants (quinquina, kola, coca, etc.).

## Ulcères variqueux

Les ulcères sont une complication fréquente des varices. Ils siègent, presque toujours, au tiers inférieur de la face interne des jambes.

Les traumatismes, même légers, peuvent, en altérant la peau mince qui recouvre les varices, être une cause d'hémorragie et d'ulcère consécutif. Les arthritiques et les personnes âgées de plus de quarante ans s'y montrent les plus sujets.

L'épiderme tombé, on aperçoit un fond rouge et violacé, saignant, qui ne tarde pas à sécréter du pus. Les bords de cette ultération sont taillés à pic ; ils se décollent au fur et à mesure, occasionnant des hémorragies plus ou moins graves. La peau qui environne l'ulcère est brunie et insensible.

L'ulcère variqueux n'est pas douloureux; il donne de la lourdeur et de l'engourdissement de la jambe.

Pour éviter l'ulcère, le variqueux ne manquera pas de porter un bas à varices. C'est là le meilleur moyen prophylactique. Une fois l'ulcère déclaré, il faudra garder un repos absolu et recouvrir la plaie de pansements antiseptiques pour la protéger contre les infections. Pour activer la cicatrisation, on promènera un crayon de nitrate d'argent sur les parties bourgeonnantes de l'ulcère.

L'ulcère variqueux est une maladie chronique. Bénin en soi, il est sujet à des récidives qui immobilisent le malade et en font un infirme.

# III

# MALADIES DE L'APPAREIL DIGESTIF

Affections de la bouche. — Angine. — Dyspepsie. — Ulcère de l'estomac. — Cancer de l'estomac. — Vomissements de sang. — Vomissements. — Entérite. — Diarrhée. — Constipation. — Hernie étranglée. — Appendicite. — Hémorroïdes.

## Affections de la bouche

En général, les affections de la bouche ne sont pas graves. Le plus souvent, il ne s'agit que du muguet, que des aphtes ou des inflammations des gencives. Le mal paraît sans importance et, n'étaient la douleur cuisante et la gêne ressentie pour la mastication, on n'y ferait nulle attention.

Ces inflammations peuvent cependant être la cause d'altérations chroniques des gencives, des lèvres, qui demandent, dans la suite, des soins considérables et assidus. Au surplus, l'haleine devient parfois fétide et il nous souvient d'une dame qui mettait sur le compte de maladies imaginaires une mauvaise haleine qui l'affectait beaucoup et qui n'avait d'autre raison qu'une inflammation de la bouche, avec aphtes et gingivite, dont elle n'avait su se débarrasser à temps.

Le plus souvent, c'est chez les nourrissons que se rencontrent ces maladies qui reconnaissent alors pour cause la mauvaise qualité du lait, de la nourriture ou bien la dentition.

Chez l'adulte, les causes principales sont l'évolution de la dent de sagesse, le dépôt de tartre, la carie dentaire. Le diabète, le brightisme, la tuberculose peuvent être également une cause de gingivite ou de stomatite.

Chez l'enfant, on se trouvera bien de lavages de la bouche à l'eau bouillie et d'attouchements avec du jus de citron. On emploiera encore avec succès les badigeonnages avec le mélange suivant :

> Glycérine. . . . . . . . . . . . . . . 10 grammes.
> Borate de soude. . . . . . . . . . . . 1 —

Chez l'adulte exempt de toute autre maladie, il suffira d'employer des poudres et des eaux dentifrices et des gargarismes antiseptiques. Voici quelques formules propres à cet usage.

Poudre dentifrice :

> Acide borique pulvérisé. . . . . . . 2 gr. 50
> Chlorate de potasse. . . . . . . . . . 2 grammes.
> Poudre de gaïac. . . . . . . . . . . 1 —
> Craie préparée. . . . . . . . . . . . 10 grammes.
> Carbonate de magnésie pulvérisé. 10 —
> Essence de menthe. . . . . . . . . . Q. S. p. aromatiser.

Eau dentifrice :

> Thymol. . . . . . . . . . . . . . . 0 gr. 25
> Acide benzoïque. . . . . . . . . . . 4 grammes.
> Teinture d'eucalyptus. . . . . . . . 10 —
> Alcool à 90°. . . . . . . . . . . . . 120 cc.

Une cuillerée à café dans un verre d'eau.

Gargarisme :

> Borate de soude. . . . . . . . . . . 5 grammes.
> Chlorate de potasse. . . . . . . . . 10 —
> Miel. . . . . . . . . . . . . . . . 30 —
> Décoction d'orge. . . . . . . . . . 200 —
> Eau distillée. . . . . . . . . . . . 250 —

A ces gargarismes, on pourra joindre l'emploi de lavages faits avec une solution d'acide salicylique à 1 p. 1 000, et les attouchements avec du jus de citron.

Quand il y a une douleur tellement accusée que le malade se plaint de dysphagie (difficulté pour mâcher et pour avaler), on emploie avec bénéfice le collutoire cocaïné, à 1 p. 30.

Le malade sera mis à la diète liquide : potages, œufs à la coque, laitages, limonade.

## Angine

Quand, à la suite d'une marche par un froid vif ou simplement après être resté exposé à un courant d'air sans avoir le cou suffisamment recouvert, on se plaint d'avoir la gorge sèche, il faut, à l'aide d'un miroir, se regarder le fond de la bouche. La plupart du temps, on y découvrira une rougeur diffuse s'accompagnant d'une plus ou moins grande tuméfaction des amygdales. Il s'agit d'une *angine*. Les frissons sont vifs, il y a de la fièvre, des maux de tête, de la courbature, une soif vive et une grande difficulté pour avaler.

Pour soigner l'angine, on placera sur le cou des compresses imbibées d'eau chaude qu'on recouvrira de taffetas gommé pour en empêcher la trop facile évaporation.

Les gargarismes dont on fera un grand usage seront à la fois antiseptiques et émollients. La formule suivante atteint bien ce double but :

| | |
|---|---|
| Chlorhydrate de cocaïne. . . . . . | 0 gr. 50 |
| Borate de soude. . . . . . . . . . | 10 grammes. |
| Glycérine. . . . . . . . . . . . . | 40 — |
| Décoction de racines de guimauve. | 200 — |

Les collutoires seront aussi d'un effet salutaire et rapide.

En voici deux formules que nous recommandons parce qu'elles sont faciles à effectuer :

1° Acide borique. . . . . . . . . . . . . 1 gramme.
   Jus de citron. . . . . . . . . . . . . . 5   —
   Miel. . . . . . . . . . . . . . . . . . . 5   —
2° Borate de soude. . . . . . . . . . . 2 grammes.
   Glycérine. . . . . . . . . . . . . . . . 20   —

A défaut de mieux et quand on veut faire vite, on a recours à un badigeonnage léger des amygdales avec un tampon imbibé de teinture d'iode.

Mais ces différents modes de traitement seront insuffisants quand il y aura menace et formation d'un abcès. Alors, les cataplasmes permanents et très chauds seront placés du côté de l'abcès et le bistouri du médecin sera nécessaire.

Chez l'enfant, on se contentera d'émollients comme le miel, le sirop de mûres, l'eau d'orge et de guimauve, et de collutoires au jus de citron.

Enfin, quand les amygdales ou la gorge se recouvriront de peaux blanches ou grises, il faudra craindre les fausses membranes et *le médecin sera prévenu en toute hâte.*

En attendant sa venue tardive, on pourra essayer d'enlever les membranes en les enroulant autour d'un tampon de coton hydrophile qu'on brûlera avec soin.

L'alimentation sera liquide, telle sera la douleur provoquée par les aliments solides que le malade voudrait ingérer. Au surplus, on soutiendra les forces du malade à l'aide de toniques et de fortifiants (alcool, quinquina, etc.).

## Dyspepsie

Rien n'est si commun que de rencontrer un dyspeptique, aimait à dire un de nos vieux professeurs qui compte aussi parmi les plus justement estimés. C'est qu'à l'heure actuelle, la vie avec ses contingences s'entend à merveille à nous délabrer l'estomac.

La trop grande rapidité des repas qui ne permet pas à la mastication d'opérer son œuvre et qui amène ainsi dans l'estomac des mets impropres à la digestion; l'abus des mets épicés et des liqueurs alcoolisées; la vie trop sédentaire; le surmenage excessif; les veilles prolongées; la recherche d'émotions nouvelles et toujours plus fortes qui entravent le travail lent, mais régulier de la digestion, etc., etc., sont autant de causes qui émanent de notre mode de civilisation et qui réussissent très rapidement à détériorer l'estomac.

Aussi rencontre-t-on souvent la dyspepsie au cours de cette autre maladie de notre siècle qu'est la neurasthénie.

La tuberculose et l'anémie peuvent aussi s'accompagner de dyspepsie et, au cours de la goutte, elle se rencontre aussi fréquemment que la maladie de cœur pendant le rhumatisme.

Le dyspeptique manque d'appétit. Il accuse une plénitude de son estomac, même à jeun. Les femmes ne peuvent supporter le corset. Les malades se plaignent de crampes d'estomac, de ballonnement, de douleurs siégeant au creux de l'estomac et que la pression exagère; la constipation est opiniâtre, la langue sale, l'haleine mauvaise.

Dans des formes plus graves, il y a production abondante de gaz avec éructations acides, brûlures et tiraillements : le malade bâille, vomit, ne peut supporter l'ingestion d'aucun aliment.

L'état général se ressent naturellement d'un aussi mauvais travail de la digestion. Il y a des maux de tête, de l'amaigrissement, de l'anémie, des palpitations, des vertiges, de l'asthénie enfin qui met le malade dans l'impossibilité de se livrer à aucun travail et le conduit trop fréquemment à la neurasthénie.

Dans le traitement des dyspepsies, il faut faire une part à l'*hygiène*, une autre très importante à l'*alimentation*, une dernière enfin aux *médicaments*.

*Hygiène.* — S'il y a une intolérance absolue de l'estomac, le repos complet sera de règle. On ne se livrera, en tout cas, à aucun exercice fatigant ni à un travail intellectuel absorbant. La vie au grand air sera la plus recommandable. Les bords de la mer sont favorables : Bretagne en été et climat méditerranéen en hiver.

Nous ne conseillons pas la haute montagne. Une altitude de 500 mètres sera suffisante. Les bains chauds, suivis de frictions au gant de crin et à l'eau de Cologne, seront très utiles. Pour les névropathes, on préférera les douches écossaises. Les fumeurs s'interdiront formellement l'abus du tabac.

*Régime alimentaire.* — L'alimentation pourra être exclusivement lactée. Le lait sera donné à la dose de trois à quatre litres pour la journée, par verres ou demi-verres.

Quand l'amélioration se sera fait sentir d'une façon appréciable, on ajoutera au lait des œufs peu cuits (4 en moyenne), des potages au lait, de la cervelle, du ris de veau, des poissons maigres, de la viande hachée.

Mais, ordinairement, on se contente des prescriptions suivantes que nous donnons comme le menu type des malades atteints de dyspepsie :

1° Prendre, une demi-heure environ avant les repas, un bol de bouillon dégraissé. Le repas se composera de viandes blanches; volailles; viandes rouges rôties, sans sauces; jambon maigre. Comme légumes : purée de pommes, de lentilles ou de légumes verts. Biscottes, pain grillé ou rassis.

2° S'abstenir absolument de graisses, farineux, gibier faisandé, condiments, épices, salades, vins forts, alcools, cidre, poissons et coquilles de mer, crustacés, sucreries, pâtisseries, fromages faits.

3° Les boissons à recommander sont : lait écrémé, vin blanc largement coupé d'eau minérale (Alet, Evian, Vittel, Pougues), le thé léger et la bière peu alcoolisée.

*Médication.* — Les médicaments à administrer aux dyspeptiques sont plutôt faits pour calmer les symptômes de la maladie que pour faire disparaître la maladie elle-même.

Contre les douleurs, on emploiera les compresses froides sur la poitrine au niveau du creux de l'estomac, l'eau chloroformée en potion, la poudre de Dower, les infusions de menthe, de tilleul, la poudre d'anis et les absorbants, comme la craie, le charbon, le bismuth qui empêcheront les éructations et les brûlures.

Les vomissements seront victorieusement combattus par le lait glacé, la potion de Rivière et le lavage de l'estomac.

La constipation justifiera l'emploi de lavements huileux et de magnésie anglaise.

Quant au manque d'appétit et à l'atonie gastrique, ils seront traités avec succès par les amers (gentiane, colombo, badiane et noix vomique). Voici, au demeurant, quelques formules utiles et, en premier lieu, une préparation pour le manque d'appétit et la paresse stomacale :

| | | |
|---|---|---|
| Teinture de noix vomique....... | 3 | grammes. |
| Teinture de badiane........... | 5 | — |
| Teinture de gentiane.......... | 5 | — |
| Teinture de colombo.......... | 5 | — |
| Teinture de quassia amara..... | 5 | — |
| Teinture de rhubarbe......... | 20 | — |

Une cuillerée à café avant chaque repas.

Voici une formule contre les douleurs :

Chlorhydrate de cocaïne. . . . . . .    o gr. o5
Menthol. . . . . . . . . . . . . .    o gr. 30
Sirop de morphine. . . . . . . . .    40 grammes.
Eau chloroformée. . . . . . . . .    100   —
Alcool. . . . . . . . . . . . . . .    Q. S.
F. S. A.

A prendre par cuillerées à dessert.

On pourra y joindre, quand les douleurs seront deve-nues moins vives, les cachets suivants qui seront pris après le repas :

Bicarbonate de soude. . . . . . . . . o gr. 25
Magnésie calcinée. . . . . . . . . . . o gr. 25
Craie préparée. . . . . . . . . . . . . o gr. 25
Charbon. . . . . . . . . . . . . . . . o gr. 25

La convalescence des dyspeptiques sera longue et métho-dique. De temps en temps, ils feront une cure de petit-lait ou de raisins. Pendant un très long temps, ils devront prendre les cachets alcalins que nous venons de formuler.

## Ulcère de l'estomac

L'ulcère de l'estomac est, fort heureusement, assez rare. Cependant, les douleurs qu'il occasionne et le danger qu'il présente par les hémorragies plus ou moins abondantes dont il peut être la cause rendent son diagnostic précoce nécessaire pour qu'il puisse être traité de la façon la plus immédiate. Tout retard dans son traitement permet, en effet, au mal d'évoluer, et, comme il s'agit d'une ulcéra-tion sans cesse progressive, la paroi de l'estomac peut être traversée et une péritonite s'ensuivre.

Il est d'ailleurs facile de reconnaître qu'un malade souffre d'un ulcère d'estomac, car la douleur dont il se plaint est intense et survient par crises d'une étonnante acuité. Au début de chaque repas, les douleurs sont exacerbées par l'arrivée des aliments sur l'ulcération. C'est comme une brûlure atroce, un coup de poignard qui transpercerait de part en part le malade. Celui-ci cherche les comparaisons les plus imagées pour faire comprendre à son entourage la douleur qu'il ressent.

Il accuse deux points où cette douleur se manifeste avec le plus d'acuité : c'est au niveau du creux de l'estomac, en avant, et vers la septième vertèbre dorsale, en arrière. C'est le fait de ces douleurs en deux points qui fait dire au malade qu'il est comme transpercé par un poignard.

La position influe aussi sur l'acuité de la douleur. C'est ainsi que la position sur le dos sera intolérable pour les malades dont l'ulcère siégera à la face postérieure de l'estomac, et ces malades ne se trouveront bien que sur le ventre. C'est le contraire si l'ulcère siège sur la face antérieure de l'estomac, et le malade ne se plaira que sur le dos, parce que c'est cette position qui le fera le moins souffrir.

Ces douleurs extrêmement vives, souvent même insupportables, ne sont pas sans s'accompagner très fréquemment de vomissements surtout matutinaux. C'est la pituite, sur la bénignité de laquelle on se méprend trop souvent.

Les hémorragies sont aussi un phénomène constant et cela se comprend puisque le processus ulcératif ne va pas sans s'attaquer aux vaisseaux des différentes tuniques de l'estomac.

Le sang de ces hémorragies pourra être rendu par la bouche, sous la forme de vomissements noirâtres dits hématémèses, ou bien expulsé avec les selles auxquelles il donne un aspect de suie.

Il va sans dire que les fonctions de l'estomac ne peuvent être respectées par l'ulcère. Les digestions normales sont impossibles. La nutrition s'en ressent et le malade accuse une grande faiblesse, devient anémique ou sombre dans la neurasthénie.

En outre de cette dénutrition, de ces hémorragies, la perforation de l'estomac et la péritonite consécutive est une complication redoutable qui doit inciter à traiter l'ulcère rond dès qu'il est décelé, à l'aide d'une médication rationnelle et d'un régime approprié.

La médication s'adressera à la douleur, à l'hémorragie et aux vomissements.

Contre les *douleurs*, on prendra toutes les deux heures un bol de lait froid dans lequel on mettra une cuillerée à soupe d'eau de chaux. Il faut boire très lentement, par petites gorgées. On pourra ainsi prendre jusqu'à trois litres de lait par jour. Sur le creux de l'estomac, on placera, d'une façon permanente, des compresses très chaudes.

Les *vomissements* seront combattus avec l'eau chloroformée, en potion :

```
Eau chloroformée saturée. . . . .   150 grammes.
Eau de menthe. . . . . . . . . . .    30      —
Eau. . . . . . . . . . . . . . . .   120      —
```

Par cuillérée à soupe.

L'eau chloroformée saturée se prépare en agitant de l'eau avec du chloroforme, en décantant, puis en ajoutant à l'eau décantée une égale quantité d'eau ordinaire.

S'il y a *hémorragie*, le malade se mettra au lit et s'y tiendra allongé, sans mouvement. La diète sera absolue et l'on ne permettra que la glace sucée par petits morceaux.

Si, après quatre jours d'un régime lacté exclusif ou d'une diète absolue, les douleurs ou les hémorragies ont cessé, on pourra se mettre au régime mixte en effectuant, toutefois, des étapes longues et modérées.

C'est ainsi qu'on commencera par quelques potages au lait et des œufs peu cuits. Puis on essaiera les poudres de viande et les purées de légumes secs ou de pommes de terre.

Enfin, viendront la cervelle, le ris de veau, la viande crue hachée et, en dernier lieu, le pain.

Le lait, l'eau de Vichy seront maintenus comme boissons. On pourra y ajouter des infusions de plantes aromatiques comme la menthe ou la mélisse.

## Cancer de l'estomac

Le cancer de l'estomac est loin de se manifester par des signes d'allure aussi théâtrale que ceux de l'ulcère.

Il s'agit, le plus souvent, d'un malade déjà avancé en âge qui a perdu l'appétit peu à peu, sans y prêter une extrême attention ou bien en lui donnant comme causes la saison, la fatigue, l'embarras gastro-intestinal, etc. Peu à peu, également, ce malade a maigri, sa face a pâli, a pris une teinte jaune paille et le dégoût pour la viande est devenu insurmontable.

Dès cette époque, le fonctionnement de l'appareil digestif est altéré, la langue est sale, il y a de la constipation ou de la diarrhée. Mais le malade, non plus que son entourage, ne soupçonne la gravité de son mal.

Il ressent bien de fréquentes douleurs sous forme d'élancements qui lui font porter la main au creux de l'estomac, mais il ne leur accorde pas une grande attention, et les vomissements qui ne tardent pas à apparaître sont, eux aussi, mis sur le compte d'un mauvais état gastrique.

Bientôt, cependant, la gravité du mal se manifeste sous la forme de *vomissements de sang*. Le sang de ces vomissements — il est nécessaire de le savoir — peut être rouge vif ou bien, au contraire, noir comme de la suie, selon le temps qu'il est demeuré dans la cavité stomacale avant d'être vomi. Les selles pourront contenir de ce sang et avoir, de ce fait, une teinte qui rappelle celle du goudron.

L'alimentation des malades atteints d'un cancer de l'estomac se composera de potages au lait, d'œufs, de viande hachée, de poudre de viande et de purées de légumes.

Les vomissements seront traités, comme dans l'ulcère, par des boissons glacées, l'eau chloroformée et la potion de Rivière. Dans les douleurs aiguës, on pourra se servir d'ingestions de morphine.

En cas d'hémorragie, garder l'immobilité absolue en restant couché sur le dos, avaler des petits morceaux de glace et avoir recours aux injections sous-cutanées d'ergotine (o gr. 50 à 2 grammes).

L'avis le plus rapide sera pris auprès d'un médecin éclairé qui décidera la conduite à tenir au sujet de l'ablation du cancer.

## Vomissements de sang

Nous avons vu plus haut que les vomissements de sang (appelés par les médecins hématémèses) sont fréquents dans les cas d'ulcère ou de cancer de l'estomac. Il ne faudrait pas croire cependant que tout malade qui vomit du sang est atteint d'ulcère ou de cancer de l'estomac.

Les vomissements de sang peuvent encore se rencontrer dans toutes les maladies du foie, dans l'ulcère de l'intestin (duodénum), chez les personnes atteintes de varices de l'œsophage ou d'anévrysme de l'aorte, dans les intoxications par le phosphore ou l'arsenic, chez les hystériques et les excursionnistes qui se trouvent soumis à une brusque dépression atmosphérique.

Au surplus, il faudra prendre garde à ce fait que le sang rendu sous forme de vomissement peut fort bien avoir une origine autre que l'estomac : les gencives, la bouche, le pharynx, les fosses nasales peuvent être le siège d'hémorragies dont le sang dégluti est rejeté sous forme de vomissement.

Les hémoptysies peuvent, elles aussi, être dégluties pendant le sommeil et leur sang sera rejeté par l'estomac.

S'il ne s'agit que de quelques gorgées de sang, l'état général n'en souffre pas, mais l'hématémèse peut être abondante et le malade est atteint de vertige, de bourdonnements d'oreilles, de troubles de la vue, d'angoisse et de syncope.

Il sera donc nécessaire de mettre le malade au repos absolu et de ne lui donner que de la glace et du lait. On injectera 1 à 2 grammes d'ergotine.

## Vomissements

Le vomissement est peut-être le symptôme le plus fréquemment rencontré. Sa cause peut être multiple. On le rencontre d'abord dans le simple embarras gastrique et, là, rien ne prête à complications. Nous avons vu qu'on le trouvait aussi, comme phénomène constant, dans l'ulcère et le cancer. Nous renvoyons le lecteur à ces maladies pour le traitement du vomissement.

Voici, maintenant, la liste des maladies dans lesquelles le vomissement peut se rencontrer :

1° *Choléra :* le cholérique sera alimenté avec du champagne frappé et traité avec une solution étendue d'acide lactique et de laudanum.

2° *Méningite :* le traitement sera à base d'eau de Seltz, de lait glacé, de champagne frappé. La potion de Rivière sera fort utile.

3° *Néphrite chronique :* le traitement comprendra : régime lacté, purgatifs drastiques, diurétiques, lavages de l'estomac, saignée.

4° *Péritonite :* recourir sans tarder à la glace, au champagne frappé, aux injections de morphine et aux lavements d'eau additionnée d'opium.

5° *Hernie étranglée :* Là encore, les applications locales

de glace seront salutaires, on y joindra les injections de morphine. Dans ce cas, disons-le en passant, l'intervention chirurgicale doit être faite dans le plus bref délai.

6° *Chlorose* : Hayem préconise, dans ce cas, les inhalations d'oxygène un quart d'heure avant chaque repas.

7° *Coqueluche* : les enfants atteints de coqueluche vomissent souvent tous les aliments qu'ils ingèrent. Il faut alors leur donner à manger immédiatement après l'accès de toux et faire précéder l'absorption alimentaire d'une goutte de laudanum dans un peu de lait glacé.

8° *Mal de mer* : on conseille, pour éviter l'état nauséeux et les vomissements occasionnés par le mal de mer, de prendre 1 à 3 grammes de chloral au moment du départ et de boire du champagne frappé en cours de route. Des voyageurs se trouvent bien d'une demi-cuillerée à café d'élixir parégorique dans un peu d'eau.

9° *Empoisonnements* : il faut demander à l'ipéca ou bien au lavage de l'estomac le soin de débarrasser cet organe du poison qu'il peut contenir.

10° *Tuberculose* : il y a de nombreux remèdes pour enrayer les vomissements des tuberculeux. Le plus simple est, à coup sûr, d'avaler de petits morceaux de glace immédiatement après le repas. On conseille encore l'eau chloroformée étendue de deux fois son volume d'eau ordinaire et prise par demi-cuillerées à soupe à trois reprises après chaque repas.

S'il y a des vomissements qui sont salutaires, qu'il faut respecter et même exciter, il n'en est pas moins vrai qu'il faut s'éloigner de l'idée courante qui veut qu'un vomissement « débarrasse » le malade et lui soit, partant, toujours utile. Dans la plupart des cas — hormis le cas d'empoisonnement — il faut s'efforcer d'enrayer les vomissements qui empêchent le malade de s'alimenter et le mettent ainsi en état de moindre résistance devant la maladie.

Quand on se trouvera en face d'un malade atteint de vomissements incoercibles, on tâchera de connaître leur cause, celle-ci devant, comme nous l'avons indiqué plus haut, dicter le traitement. Le médecin toujours consulté tranchera la difficulté dans les cas difficiles. En tout cas, la glace, les boissons glacées et gazeuses pourront toujours être administrées.

## Entérite

L'entérite est devenue une maladie extrêmement répandue et les hygiénistes sévères vont jusqu'à considérer le régime carné trop exclusif comme seul responsable du mauvais état dans lequel se trouve l'intestin de nos contemporains. Quoi qu'il en soit, l'entérite n'est pas une maladie qu'il faille traiter à la légère, car, tant qu'elle existe, — et elle est tenace, — la nutrition n'est guère possible, puisque les aliments sont, le plus souvent, rejetés sans avoir été digérés.

L'entérite est caractérisée par des coliques, de la constipation ou de la diarrhée et le rejet de selles sanguinolentes recouvertes de glaires ou de membranes. Les aliments se retrouvent parfois dans les selles sans avoir été digérés. Aussi le malade présente-t-il souvent de l'amaigrissement avec perte des forces.

Le repos au lit et la diète absolue seront, dans les premiers jours, de mise nécessaire; puis viendront les limonades, la tisane de riz, l'eau albumineuse. Au bout de huit à dix jours, le régime sera moins sévère et on y fera intervenir les potages au lait, les féculents, les farineux, les œufs brouillés et la viande blanche bouillie. Le beurre, la graisse, les sauces, le vin et l'alcool seront sévèrement proscrits.

La médication peut être extrêmement variée, qu'il s'agisse d'antiseptiques, comme le salicylate de bismuth, le

benzonapthtol; d'absorbants, comme le dermatol; de calmants, comme l'opium, ou d'astringents comme le tannin.
L'acide lactique est aussi très employé, à la dose de 2 à
8 grammes par jour. On y joindra, enfin, les cataplasmes
laudanisés placés sur le ventre; les lavages intestinaux de
2 litres, faits avec une eau bouillie et ramenée à
35 degrés.

Voici une excellente formule de cachets que nous recommandons :

> Salicylate de bismuth. . . . . . . . . . . o gr. 75
> Dermatol. . . . . . . . . . . . . . . . . o gr. 25
> Poudre de Dower. . . . . . . . . . . . . o gr. 02

Pour un cachet. En prendre 3 à 4 par jour.


## Diarrhée

La diarrhée est un phénomène qui se rencontre au cours
de très nombreuses affections. Son traitement peut être
dirigé tant contre elle que contre la maladie dont elle est
le symptôme.

L'opium aura pour effet de diminuer les contractions de
l'intestin, le tannin diminuera les sécrétions; quant aux
fermentations, elles seront considérablement amoindries
par les antiseptiques divers de l'intestin (salicylate de bismuth, naphtol, benzonaphtol, salol, bétol et calomel).

Voyons, maintenant, quelle sera la meilleure conduite à
tenir en face d'une diarrhée relevant d'une maladie bien
caractérisée.

Tout d'abord, il y a des diarrhées qu'il faut respecter.
Tel est le cas de la diarrhée des *urémiques* qu'on traitera
simplement avec le régime lacté, le benzonaphtol et le
lavage de l'intestin.

La diarrhée des *tuberculeux* sera traitée par le tannin,
l'acide lactique (2 à 8 grammes par jour), les lavements à

la créosote (1 gramme pour un lavement) et la viande crue.

Dans les cas de *paludisme*, la diarrhée ne recevra pas d'autre médication que le sulfate de quinine associé à l'opium.

S'il y a de la *jaunisse* en même temps que la diarrhée, il faut recourir au calomel à doses répétées et au sulfate de soude.

S'il s'agit d'une *fièvre typhoïde*, on placera une vessie de glace sur le ventre et l'on donnera au malade des cachets composés de quinine et de tannin.

La diarrhée des cholériques sera traitée par l'acide lactique. Quant à la *dysenterie*, elle nécessitera le traitement suivant : chaque matin, le malade prendra une macération de racine d'ipéca, préparée en versant un verre d'eau bouillante sur 2, 4 ou 8 grammes de racine concassée d'ipéca et en décantant ensuite cette préparation. Ce traitement est connu sous le nom d'ipéca à la brésilienne. On y ajoutera des lavements chauds, contenant un peu d'amidon et même quelques gouttes de laudanum. Les cataplasmes arrosés de laudanum seront aussi très employés.

Dans la période de diarrhée, l'alimentation sera composée d'œufs peu cuits, de bouillon dégraissé, de lait, d'eau albumineuse (c'est-à-dire une eau contenant des glaires d'œufs et qu'on aura parfaitement battue). Quant au régime du convalescent, il sera très minutieusement surveillé. On donnera progressivement au malade de la viande crue râpée, du riz au lait, des féculents en purée et des viandes blanches.

Voici deux formules excellentes pour le traitement de la diarrhée :

```
1° Extrait de ratanhia. . . . . . . .   2 gr. 50
   Sirop de coings. . . . . . . . . .   40 grammes.
   Infusion de bistorte. . . . . . . .  100   —
```

A prendre par cuillerées dans la journée.

            2° Extrait thébaïque. . . . . . . . . . . . . .    o gr. 01
            Extrait de ratanhia. . . . . . . . . . . . .    o gr. 10
            Tannin. . . . . . . . . . . . . . . . . . .    o gr. 10

Pour une pilule. En prendre six semblables par jour.


## Constipation

A l'heure actuelle, nombre de personnes se plaignent
d'une grande difficulté d'aller à la selle. La constipation
peut avoir des causes très différentes, c'est dire que son
traitement sera pareillement très variable.

S'il ne s'agit que d'une simple constipation d'origine *nerveuse*, comme on en remarque au cours de la neurasthénie
et de l'hystérie, les lavements froids, les applications
froides sur l'abdomen et un purgatif drastique (eau-de-vie
allemande, 20 grammes) composeront le meilleur traitement.

La constipation due à une maladie du *foie* — ce qui se
reconnaîtra à la décoloration des selles — nécessitera l'emploi du calomel et de l'huile d'olive.

Chez le *diabétique*, il faut remédier à la constipation
dès qu'elle se présente, parce qu'elle est ordinairement l'in-
dice de complications graves (coma). Ne pas essayer de
purgatif pris par la bouche, mais de lavements glycérinés
deux à trois fois par semaine. Le diabétique constipé prendra un lavement d'un demi-litre d'eau auquel il ajoutera
deux à trois cuillerées à soupe de glycérine. Le malade
devra garder chaque lavement pendant une demi-heure
environ et demeurer couché durant ce temps.

Dans la *méningite*, la constipation opiniâtre sera traitée
à l'aide du calomel.

Enfin, il est des personnes qui, pendant toute leur vie,
restent sujettes à la constipation. Contre la *constipation*
habituelle, on usera de lavements très chauds (40 degrés)

pris lentement, chaque matin. Ils ont pour effet ordinaire d'amener assez rapidement une selle.

Le soir, on pourra prendre la poudre de cascara sagrada à la dose moyenne de 30 centigrammes, ou bien le podophyllin à la dose quotidienne de 2 à 3 centigrammes pendant une semaine. Enfin, matin et soir, on pourra prendre une cuillerée à café de l'électuaire suivant :

Follicules de sené. . . . . . . . . . .     5 grammes.
Crème de tartre. . . . . . . . . . .   10      —
Soufre lavé. . . . . . . . . . . . .   10      —
Sirop de nerprun, Q. S. p. obtenir consistance suffisante.

On peut remplacer le sirop de nerprun par du miel.

Le régime des constipés sera composé de viandes blanches, de légumes verts, de fruits cuits (pommes, prunes), de miel, de pain complet, de pain d'épices, de cidre.

On évitera, enfin, la vie sédentaire et le manque d'exercice au grand air.

Trop souvent, la constipation est négligée, par les femmes surtout. Elle est cependant capable de donner des désordres graves qui empêchent le constipé de jouir de la vie ou de se livrer au travail d'une façon continue. C'est ainsi qu'il est souvent atteint de maux de têtes et de troubles congestifs qui ne sont pas sans s'accompagner de tristesse et d'inaptitude au travail.

## Hernie étranglée

Un malade porteur d'une hernie est, tout à coup, pris de nausées, de vomissements, il accuse une vive douleur au niveau de sa hernie et sent ses forces défaillir, il pâlit, il a des vertiges. La tendance syncopale est, chez lui, manifeste.

Au lieu d'être facilement réductible, la tumeur herniaire

est dure, tendue et le malade ne peut plus la faire rentrer.

Les douleurs sont sourdes et prolongées, le ventre est ballonné, l'alimentation est impossible, le visage est pâle avec les pommettes saillantes, le nez effilé et les yeux caves, la température du corps baisse et, enfin, il y a, le plus souvent, suppression complète des garde-robes.

Ce qu'il ne faut pas faire, quand un tel accident survient à un herniaire, c'est d'essayer de réduire la tumeur, de la faire rentrer dans la cavité abdominale. Le traitement chirurgical s'impose ici sans conteste possible et, en attendant la venue du chirurgien, on fera des applications locales de glace et des injections de morphine. Si le pouls venait à s'altérer, l'injection d'éther ou de caféine serait nécessaire.

Le malade sera couché, maintenu au repos et entouré de boules d'eau chaude ou de sacs remplis de sable chaud.

## Appendicite

L'appendicite a beaucoup fait parler d'elle depuis quelques années. Elle a même mauvaise renommée. Nous n'avons pas à rechercher si elle le mérite.

Le début d'une appendicite est subit, théâtral. Un homme ou une femme, en pleine santé apparente, se plaignent tout à coup d'avoir, dans la partie inférieure du côté droit de l'abdomen, des douleurs très vives qu'on peut rendre plus grandes encore en appuyant avec le doigt en un point situé sur le milieu d'une ligne qui va de l'ombilic à la partie saillante et antérieure de l'os du bassin, c'est-à-dire à l'endroit où se trouve le petit appendice dont l'inflammation est la cause de tout ce mal.

Ces douleurs reviennent par accès, comme des coliques; la moindre pression exercée sur la peau amène une défense de la paroi abdominale. Il y a des nausées, des vomissements, une soif vive, de la constipation, un facies altéré et un grand retentissement sur le cœur.

Le malade chez qui se sera déclarée une appendicite gardera un repos complet au lit et ne prendra que de l'eau bouillie. Pas d'aliments. On placera sur le ventre une vessie de glace appendue à un cerceau et reposant sur un carré de flanelle.

Le seul médicament qui sera donné au malade avec fruit, c'est l'opium sous la forme de teinture d'opium (10 à 20 gouttes, trois fois par jour). On continuera cette médication, en diminuant les proportions, tant que les douleurs persisteront.

Surtout, il ne faut administrer au malade ni purgatif, ni lavement. Le malade calmera sa soif en suçant des petits morceaux de glace.

L'intervention chirurgicale est à conseiller parce que l'appendicite est toujours une menace de perforation et de suppuration.

La réalimentation sera lente : laitages, potages au lait, cervelles, purées de légumes, volaille, pain en dernier lieu.

## Hémorroïdes

Disons de suite qu'il y a des hémorroïdes qu'il faut respecter, telles sont celles qu'on remarque chez les personnes atteintes de maladies de cœur ou de maladies de foie.

Ce sont les arthritiques qui sont les plus exposés aux hémorroïdes. Aussi devront-ils éviter la constipation, la vie sédentaire et les mets épicés qui sont autant de causes occasionnelles favorisantes. Ils banniront donc de leur alimentation l'alcool, les mets échauffants, les épices et le gibier.

Contre la turgescence douloureuse des hémorroïdes, on emploiera les bains de siège froids et les pommades calmantes à base d'opium, de belladone, de jusquiame ou de cocaïne. Le vieil onguent populeum, qui a derrière lui des siècles de succès, est toujours employé avec un efficace effet.

Le suppositoire est meilleur que la pommade pour mettre les substances calmantes au contact des hémorroïdes. En voici une excellente formule :

> Antipyrine. . . . . . . . . . . . . . . . o gr. 30
> Extrait de belladone. . . . . . . . . . o gr. 05
> Beurre de cacao. . . . . . . . . . . . . 5 grammes.

Voici une bonne formule de pommade calmante :

> Cocaïne. . . . . . . . . . . . . . . . . o gr. 10
> Alun. . . . . . . . . . . . . . . . . . o gr. 50
> Extrait de sureau. . . . . . . . . . . 1 gramme.
> Onguent populeum. . . . . . . . . . 20    —

En application matin et soir, après un bain **de siège**.

Contre les hémorroïdes internes, le suppositoire sera seul employé puisque la pommade ne saurait être placée sur l'hémorroïde.

A l'intérieur, les hémorroïdaires prendront l'extrait fluide d'hamamelis virginica à la dose de 5 à 10 grammes par jour.

Les hémorroïdes peuvent être une source d'hémorragies qu'on arrête à l'aide d'un tampon imbibé d'une solution étendue d'antipyrine (1 gramme d'antipyrine dans un verre d'eau).

# IV

# MALADIES DU FOIE ET DU PÉRITOINE

Congestion du foie. — Coliques hépatiques. — Jaunisse. — Péritonite. — Hydropisie.

## Congestion du foie

Le malade qui est atteint d'une congestion du foie se plaint d'une pesanteur dans le côté droit et d'une douleur sourde qui irradie jusqu'à l'épaule droite.

Le foie forme une tumeur dure, facilement accessible à la palpation et qui déborde les fausses côtes, du côté droit. La peau et les muqueuses sont plus ou moins colorées en jaune. L'abdomen devient globuleux parce qu'il y a un degré plus ou moins prononcé d'hydropisie, et la quantité d'urine éliminée est considérablement diminuée.

Le plus souvent, la congestion du foie se rencontre chez des malades qui souffrent d'une maladie de cœur, mais elle se manifeste également chez les personnes qui font des excès de bonne chère ou de liqueurs fortes, chez les goutteux et, enfin, dans les cas de dysenterie ou de tuberculose intestinale.

Pour lutter avec avantage contre la congestion du foie, on placera, dès sa manifestation, des ventouses scarifiées ou des sangsues sur la peau, au niveau de cet organe.

A l'intérieur, on prendra du calomel à doses fractionnées.

Voici une formule de pilules de calomel associé à la rhubarbe :

Calomel. . . . . . . . . . . . . . . . . o gr. 30
Poudre de rhubarbe. . . . . . . . . . o gr. 50

Pour 10 pilules. 1 à 2 pilules par jour.

On continuera le traitement par de l'iodure de potassium à faible dose (o gr. 50 à 1 gramme par jour).

Le régime sera exclusivement lacté au début de la maladie. Dans la suite, on ajoutera au lait des purées de légumes secs (lentilles, haricots, pois, fèves). S'abstenir formellement d'aliments gras et de boissons alcoolisées.

Si la congestion du foie n'est que le retentissement d'une affection du cœur, on aura recours à la digitale. Le vin de Trousseau, à la dose de 10 à 50 grammes par jour, est alors une médication qui donne de bons effets.

## Coliques hépatiques

Quand un calcul biliaire émigre vers l'intestin, sa migration à travers les voies biliaires est la source de douleurs atroces auxquelles on a donné le nom de coliques hépatiques.

Les coliques hépatiques ont un début soudain ; elles se manifestent, le plus souvent, quelques heures après les repas. La première crise étonne par sa brusquerie et son intensité, et le malade se trouve très affecté de son mal. Un malade peut n'avoir qu'une seule crise de coliques hépatiques, mais il y demeure toujours exposé et la crise isolée forme l'exception.

Les douleurs qui constituent les coliques hépatiques sont extrêmement vives et irradiées au niveau de l'ombilic, du creux de l'estomac et de l'épaule droite. Le malade porte la main au côté droit pour indiquer le siège principal de ses douleurs. Il a fréquemment des vomissements qui contiennent de la bile, en même temps que les particules alimentaires venues de l'estomac.

La première partie du traitement doit porter sur la douleur à calmer. Rien ne vaut, pour cela, l'application d'une vessie de glace sur le côté droit au point maximum des douleurs. Si l'on n'a pas de glace à sa disposition immédiate, prendre un grand bain tiède d'une durée d'une heure au moins. Les lavements contenant 3 grammes de chloral seront meilleurs que les injections de morphine qui, en arrêtant la migration du calcul, retardent l'heure de la délivrance. Voici la formule de ce lavement :

Chloral. . . . . . . . . . . . . . . . 2 à 3 grammes.
Jaune d'œuf. . . . . . . . . . . . . N° 1.
Lait. . . . . . . . . . . . . . . . . . 300 grammes.

On pourra, quand il s'agit de coliques qui durent plusieurs jours, faciliter la migration des calculs en prenant, chaque matin, une grande quantité d'huile d'olive (200 à 300 grammes) en deux fois et à une demi-heure d'intervalle. Beaucoup de malades repoussent ce traitement. Ils ont tort. L'huile produit un soulagement immédiat.

Le professeur Grasset, de Montpellier, préconise le traitement suivant : prendre, toutes les deux heures, un bol de lait, additionné d'une ou deux cuillerées d'une eau de Vichy dans laquelle on aura fait dissoudre 15 grammes de sulfate de soude par litre.

Enfin, les pulvérisations d'éther, faites sur la région hépatique, et les cataplasmes laudanisés, appliqués au même endroit, amènent un soulagement passager appréciable.

Les repas du malade sujet aux coliques hépatiques seront espacés, réguliers et peu copieux. On en proscrira le jaune d'œuf, la cervelle, le gibier, la graisse, les coquillages, les féculents (sauf les pommes de terre), le sucre, la bière, l'alcool, les eaux gazeuses. On prendra, de préférence, les légumes verts, le laitage, les fromages frais.

La vie active, au grand air, est ici nécessaire. On y ajoutera les lotions froides de chaque matin, suivies d'une friction sèche.

## Jaunisse

Un malade atteint de jaunisse a la peau et les muqueuses (œil, gencives) plus ou moins colorées en jaune. Cette coloration a pour cause la présence des pigments biliaires dans le sang et cette présence anormale est, elle-même, l'effet d'un obstacle mis à l'écoulement de la bile vers l'intestin. Aussi, tandis que la peau devient jaune, les selles sont, au contraire, décolorées et prennent une teinte mastic. L'urine est foncée et le malade, qui se plaint de démangeaisons, peut présenter des saignements de nez, du ralentissement du pouls et une disparition de l'appétit qui peut s'accompagner de vomissements.

La jaunisse peut avoir de nombreuses causes. Le traitement variera avec la cause.

S'il s'agit d'une jaunisse consécutive à un empoisonnement par le phosphore, le plomb, l'alcool, etc., on donnera au malade du sulfate de soude, du benzonaphtol, des lavements purgatifs et de grands lavages de l'intestin. Le régime lacté sera absolu; on ajoutera 4 grammes de bicarbonate de soude par litre de lait.

Quand la jaunisse sera causée par une rétention biliaire due à une destruction des voies biliaires (inflammation ou calculs) ou bien à leur compression par une tumeur de voisinage, on ajoutera au régime lacté bicarbonaté, indiqué plus haut, le calomel, les lavements d'eau froide et l'huile d'olive.

Il est encore une jaunisse d'origine nerveuse que les émotions parviennent à causer. Elle sera susceptible d'un traitement à base de calomel et de lait bicarbonaté.

Le calomel doit, dans cette affection, être pris d'une façon spéciale. C'est par doses très fractionnées, ainsi que l'indique cette formule, que nous conseillons de le prendre :

Calomel. . . . . . . . . . . . . . . . . . o gr, o1
Sucre en poudre. . . . . . . . . . . . . 1 gramme.

Pour un paquet.

En prendre dix par jour durant la première partie du traitement.


## Péritonite

Quand un malade est atteint de péritonite, son ventre est douloureux à l'extrême, aplati, puis ballonné.

Le hoquet et les vomissements fatiguent le malade. Ces vomissements sont verdâtres. La respiration elle-même est douloureuse à cause des mouvements du diaphragme, la langue est rouge, fendillée, la peau est sèche; les pommettes saillantes, le nez effilé et les yeux caves donnent au facies du malade un aspect symptomatique et de grave allure. La fièvre monte jusqu'à 40 degrés; le pouls a 130 pulsations par minute, et, malgré tout ce cortège, l'intelligence du sujet est demeurée intacte.

Le repos absolu est de règle. On empêchera le contact douloureux des couvertures en protégeant le ventre à l'aide d'un cerceau.

La diète sera complète et le malade ne prendra que des boissons glacées par cuillerées. Pour calmer la soif, on aura recours à des lavements d'eau tiède de 100 à 200 grammes qui pourront être répétés deux à trois fois par jour.

Le champagne frappé, les petits morceaux de glace calmeront les vomissements. La vessie de glace appliquée sur le ventre calmera les douleurs; il en sera de même des pilules d'opium ou des injections de morphine.

Quand il s'agit d'une péritonite tuberculeuse, la diète ne saurait être aussi sévère. Le régime pourrait fort bien se composer de viande crue hachée finement, d'œufs frais battus, de purées de légumes, de compotes de fruits, de poudre de viande. L'avis du chirurgien sera à prendre dans toute forme de péritonite.

Les microbes qui causent la péritonite peuvent être introduits dans le péritoine par des plaies pénétrantes de l'abdomen, par l'ouverture d'un abcès ou d'un organe comme l'estomac (ulcère), la vésicule biliaire (migration anormale d'un calcul biliaire), l'intestin (ulcération). La voie sanguine peut être suffisante, comme c'est le cas dans la tuberculose. Le froid, les chutes, les traumatismes sont autant de causes secondaires favorisantes.

## Hydropisie

Le malade atteint d'hydropisie présente une augmentation notable du volume de l'abdomen. Le ventre est énorme, tendu, fluctuant, sonore dans les parties les plus élevées, mat, au contraire, dans les parties déclives. Les jambes sont enflées, l'urine rare, la respiration difficile et l'amaigrissement considérable.

L'hydropisie n'est pas une maladie, elle n'est que le symptôme d'une autre affection appartenant au cœur, au sein, au foie ou bien au péritoine.

Quand il s'agira d'une hydropisie causée par une maladie de cœur, le malade sera mis de suite au régime lacté et prendra des diurétiques. Le vin de Trousseau rendra ici de bons services, pris à la dose de 20 à 40 grammes par jour. Toutefois, quand l'hydropisie sera très abondante, il faudra toujours appeler le médecin qui effectuera une ponction à seule fin de diminuer le travail du cœur.

Dans le cas d'une maladie de foie, le diurétique choisi pourra être le nitrate de potasse qu'on ajoutera à la tisane de chiendent, à la dose de 1 gramme par litre. On se servira aussi de purgatifs énergiques comme le calomel et l'eau-de-vie allemande :

> Eau-de-vie allemande. . . . . . . . . . . . 20 grammes.
> Sirop de nerprun. . . . . . . . . . . . . . 20    —

Le professeur Lemoine, de Lille, conseille l'emploi d'une infusion de feuilles de bouleau, à laquelle on ajoute 20 grammes de bicarbonate de soude par litre. Ce mélange n'est pas agréable à prendre. Il faut en boire un litre par jour.

On pourra, enfin, faire une application de pointes de feu sur la région du foie.

L'application de pointes de feu sur une large surface du ventre sera également excellente dans le cas d'une hydropisie d'origine tuberculeuse, et, chaque jour, on donnera le lavement suivant que le malade devra garder :

> Créosote de hêtre. . . . . . . . . .    X à XX gouttes.
> Glycérine médicinale. . . . . .    25 grammes.
> Lait bouilli. . . . . . . . . . . . .    225    —

Après une quinzaine de jours de ce traitement, on aura recours à des reconstituants énergiques, tels que le glycérophosphate de chaux et de fer. La vie au grand air sera nécessaire.

Quand il s'agit d'une hydropisie qui a pour cause une maladie des reins, il faut se garder d'employer la digitale, mais il est préférable d'avoir recours aux tisanes diurétiques, comme l'infusion de stigmates de maïs à la dose de 10 grammes par litre; la décoction de racines de chiendent : 20 grammes pour un litre d'eau; la tisane de queues de cerise et d'uva ursi : 10 grammes dans un litre d'eau.

Il existe, d'ailleurs, de nombreuses plantes dont les propriétés diurétiques peuvent être employées, telles que la pariétaire, les racines d'asperges et de petit houx, l'arrête-bœuf, l'ache et le persil.

On rendra ces tisanes plus diurétiques encore en y faisant dissoudre de la lactose. Ce médicament ne devra pas être employé en petite quantité, mais dans une dose moyenne de 100 grammes par jour.

On peut encore augmenter le pouvoir diurétique des reins en appliquant des sangsues dans le dos, entre les côtes et le bassin, ou bien en donnant au malade des bains chauds à 38 degrés, ou bien encore en lui administrant, matin et soir, un lavement froid à 15 degrés.

Enfin, le professeur Renaut, de Lyon, a préconisé la macération de rognons. Voici la façon de préparer cette macération :

Vous prenez un rognon de porc que vous débarrassez de sa capsule et que vous coupez en petits morceaux gros comme une noisette. Vous faites macérer ces morceaux, pendant douze heures, dans 200 grammes d'eau froide. Vous comprimez ensuite, et le liquide obtenu est ajouté à celui de la macération. On passe sur un linge fin, et le liquide de filtration est donné au malade, en quatre ou cinq fois dans la journée, mélangé à du lait.

L'hydropique sera maintenu dans une position allongée, au lit pendant la nuit, sur la chaise longue pendant la journée. La tête et le tronc seront fortement relevés à l'aide d'oreillers ou de coussins. La marche, la station debout ne peuvent que leur être préjudiciables en favorisant l'enflure des jambes.

Il ne faut pas oublier que la peau joue un rôle analogue à celui des reins, bien que beaucoup moins important, par la sécrétion de la sueur. On excitera donc les fonctions de la peau par des frictions au gant de crin et à l'eau de Cologne qu'on pourra faire précéder de bains tièdes d'une durée moyenne de dix à quinze minutes.

# V

# MALADIES DES REINS
# ET DE L'APPAREIL URINAIRE

Albuminurie. — Congestion des reins. — Néphrite chronique ou mal de Bright. — Urémie. — Coliques néphrétiques. — Hématurie. — Rétention d'urine. — Incontinence d'urine. — Douleurs de vessie.

## Albuminurie

Tout d'abord, comment reconnaître qu'une urine contient de l'albumine? Voici deux procédés employés pour la recherche de l'albumine dans l'urine :

1° *Recherche par la chaleur :* on filtre l'urine, on y ajoute quelques gouttes d'acide acétique et, en ayant rempli les trois quarts d'un tube à essai, on en chauffe la partie supérieure jusqu'à ébullition. La présence de l'albumine est décelée par l'apparition d'un léger nuage blanchâtre dû à la coagulation de l'albumine par la chaleur.

2° *Recherche par l'acide azotique :* on remplit à moitié un verre à pied de l'urine à examiner, puis, sur les parois de ce verre, on fait couler, goutte à goutte, quelques centimètres cubes d'acide nitrique. En cas de présence d'albumine, il se produit, au contact de l'acide et de l'urine, un disque opalin.

Enfin, pour faire le dosage de la quantité d'albumine, il

est un procédé fort commode. On se sert pour cela d'un tube, dit d'Esbach, dans lequel on verse de l'urine jusqu'à la marque U, puis le réactif d'Esbach jusqu'à la marque R. On agite un peu le tube et on le laisse reposer pendant vingt-quatre heures. Au bout de ce temps, l'albumine s'est déposée et on n'a qu'à consulter la hauteur à laquelle correspond ce dépôt pour connaître la quantité d'albumine contenue dans un litre d'urine.

Il y a de nombreuses causes à l'albuminurie qui rendent parallèlement fort variable le traitement à lui apporter. Mais il y a toute une catégorie de médicaments qu'il ne faut *jamais* employer dans les cas d'albuminurie, sous peine d'aggravation. Ce sont : l'antipyrine, le vésicatoire (cantharides), le chloral, l'iode (même en applications), le mercure, la morphine, l'opium, les sels de potasse, les sinapismes, le sulfonal et la térébenthine (frictions).

L'albuminurie peut n'être qu'*épisodique* comme, par exemple, à la suite des crises d'hystérie ou d'épilepsie. Rien de grave dans ce symptôme et point de traitement particulier. Se contenter de soigner la névrose.

Elle peut être aussi *cyclique* et elle se rencontre alors chez des enfants de huit à seize ans, nés de parents arthritiques. Elle n'existe jamais alors dans les urines de la nuit et ne peut être décelée que dans les urines de la journée. Elle commence à y apparaître au lever du malade et disparaît vers 6 ou 8 heures du soir.

Les enfants qui en sont atteints vivront une vie calme, au grand air, sans secousses morales ni surcharge intellectuelle. Chaque matin, ils se soumettront à des affusions froides suivies de frictions sèches. Alimentation sobre, fortifiante, absente de tout excitant.

A cette époque de la croissance, les enfants débilités, enclins au rachitisme, peuvent également présenter de l'albumine dans leurs urines.

Pour ces enfants, le régime lacté est plus nuisible qu'utile. Il faudra, au contraire, leur donner une bonne alimentation composée d'œufs, de poissons, de viandes grillées, de volailles rôties, de purées de lentilles et de haricots, de compotes de fruits, de pâtisseries.

On ajoutera à la richesse des aliments par celle des médicaments. L'huile de foie de morue, les glycérophosphates, le sirop d'iodure de fer seront la base d'une médication rationnelle. Pas de vins pharmaceutiques, tel que le vin de quinquina ou autre.

Enfin, on stimulera la nutrition et les autres fonctions par des frictions sèches et des bains salés.

L'albuminurie peut apparaître au cours de maladies beaucoup plus graves, la *néphrite aiguë*, par exemple. La néphrite aiguë s'accompagne de frissons avec fièvre, de douleurs lombaires, d'urines rares chargées d'albumine et parfois teintées de sang, d'enflures, enfin, plus ou moins généralisées.

Dans ce cas, le malade atteint d'albuminurie devra garder un repos absolu et se mettre au régime lacté exclusif. Aucune dérogation ne doit être faite à ce régime.

Tant que l'albumine persistera dans les urines, le lait devra constituer la seule alimentation du malade : 2 litres et demi à 3 litres par vingt-quatre heures. Au bout de trois semaines ou un mois, si, par bonheur, l'albumine disparaît *complètement* de l'urine, on pourra instituer un régime mixte composé de lait, bouillon, viande blanche bouillie, légumes verts cuits, fruits en compote et vin blanc largement coupé d'eau de Vittel, d'Evian ou de Contrexéville.

On continuera, pendant ce temps, de faire une analyse quotidienne des urines, et, si l'albumine reparaît, on reprendra le régime lacté.

A ces précautions alimentaires, on ajoutera l'hydrothérapie tiède suivie d'une friction, la révulsion à l'aide de ven-

touses sur la région lombaire et la dérivation au moyen
de purgatifs (eau-de-vie allemande).

Dans la *néphrite chronique*, dont nous parlons plus loin,
l'albuminurie apparaît aussi très fréquemment. Le régime
lacté n'a pas besoin, ici, d'être aussi sévère que dans la
néphrite aiguë, on se contentera de prescrire le lait comme
boisson exclusive aux repas. Ceux-ci seront composés de
laitage, d'œufs, de purées de légumes secs, de viande
blanche très cuite; on en éloignera la charcuterie, le gibier,
la viande faisandée, la viande crue, les fromages fermentés et l'alcool.

Les prescriptions hygiéniques se composeront ici de
bains tièdes ou d'affusions froides (selon la saison), qu'on
fera suivre de frictions sèches. Pas de frictions à l'eau de
Cologne.

La médication sera à base d'alcalins et de tannin. Nous
y reviendrons plus loin. (Voir *Néphrite chronique*.)

Au cours des *maladies infectieuses* (fièvre typhoïde, scarlatine, variole, grippe, diphtérie, érysipèle), l'albumine peut
apparaître dans les urines et prouver par là que le rein
a été touché par l'infection.

Mais c'est surtout la *scarlatine* qui a sur le rein une
action nocive. L'albumine apparaît environ vers le
quinzième jour de la maladie. Légère au début, l'albuminurie de la scarlatine n'en est pas moins fréquemment le
début d'une néphrite chronique.

En prévision d'une néphrite possible, les malades atteints
de fièvre scarlatine seront mis au régime lacté absolu dès
le début de la maladie. Ce régime sera, d'ailleurs, continué
deux ou trois semaines après la guérison. Enfin, les malades
éviteront soigneusement le froid qui pourrait jouer là le
rôle d'une cause adjuvante tout à fait funeste.

Les *brûlures étendues* sont parfois une cause d'albuminurie. On donnera alors à ces blessés du lait en abondance

et de la tisane de queues de cerises à laquelle on aura ajouté de la lactose.

Les *intoxications* peuvent, elles aussi, donner lieu à l'albuminurie. Tels sont les empoisonnements par l'acide phénique, la térébenthine, les cantharides (vésicatoire), l'iode (à la suite de badigeonnages chez les enfants), l'iodoforme, le mercure, le phosphore, le sulfonal.

Le traitement tout indiqué est alors de supprimer la cause de l'intoxication et de mettre le malade au lait.

Dans le cas d'une intoxication par le plomb, on donnera, en outre du lait, une préparation à l'iodure de potassium qui facilitera l'élimination du plomb.

## Congestion des reins

Après avoir subi un froid humide pendant un certain temps, une personne se plaint tout à coup de douleurs vives dans la région des reins. La fièvre se manifeste d'une façon assez brutale et assez persistante avec des augmentations vespérales. L'appétit a disparu, la langue est sale, il y a des maux de tête et des vomissements. Les symptômes ont une allure quelquefois assez grave pour faire supposer la typhoïde.

D'autres signes indiquent que ce sont les reins qui souffrent. L'urine est diminuée, fortement teintée, parfois même sanguinolente et elle contient toujours une quantité assez notable d'albumine.

Cet état aigu présente une durée ordinaire d'une à deux semaines. Il n'y a pas d'enflure.

On combattra, dès le début, la congestion rénale qui caractérise la néphrite aiguë en appliquant, dans la région des reins, des ventouses scarifiées ou des sangsues. Ces applications de sangsues devront être répétées tous les deux jours et l'on pourra quotidiennement appliquer des ventouses sèches. Dans les cas graves, on pourra avoir recours à la saignée.

Toujours, en pareil cas, on essaiera de drainer par l'intestin une partie des poisons qui ne peuvent être éliminés par les reins dont la fonction est suspendue, et l'on se servira de purgatifs drastiques dont l'action sera également de causer un dérivatif intestinal capable de décongestionner les reins :

> Eau-de-vie allemande. . . . . . . . . . 20 grammes.
> Sirop de nerprun. . . . . . . . . . . . 20  —

A prendre en deux fois, à une demi-heure d'intervalle.

A l'intérieur, on donnera des tisanes diurétiques (voir page 73) auxquelles on ajoutera du nitrate de potasse (1 à 2 grammes par litre). Nous conseillons également la médication alcaline : bicarbonate de soude (6 à 8 grammes par jour) ou benzoate de lithine (1 à 2 grammes par jour).

Les grands bains chauds, au nombre de deux par jour et d'une durée d'une demi-heure chacun, décongestionneront aussi les reins et rétabliront leur fonction.

Tant que les urines contiennent de l'albumine, le malade reste au régime lacté absolu. Après la disparition de l'albumine, le régime ordinaire ne doit pas être immédiatement accepté. Un régime doux, composé de viandes blanches très cuites, de légumes verts en purée, de potages au lait et non de bouillon gras, doit être suivi pendant un temps assez long.

### Néphrite chronique (Mal de Bright)

La néphrite chronique ou mal de Bright est une maladie très répandue. La plupart des malades qui en sont atteints supportent longtemps les malaises qui en constituent les symptômes, sans s'en préoccuper outre mesure. Et quand le mal témoigne sa présence par des signes qui attirent l'attention du malade et de son entourage, c'est qu'il est déjà très grave.

Les maladies infectieuses, comme la scarlatine et la fièvre typhoïde, les intoxications par l'alcool, le plomb et le tabac, l'artériosclérose, enfin, peuvent déterminer une néphrite chronique.

La néphrite chronique se manifeste tout d'abord par une foule de petits signes, ce sont les petits accidents du brightisme décrits par le professeur Dieulafoy.

Le brightique a de fréquentes envies d'uriner et la quantité d'urine émise dans les vingt-quatre heures est supérieure à la normale. Il a des vertiges, des démangeaisons, du torticolis, des crampes dans les mollets et dans les doigts (surtout en écrivant : crampe des écrivains), des secousses électriques dans la première partie du sommeil, des saignements de nez au lever, un engourdissement des doigts, dont l'extrémité devient parfois exsangue, pâle, insensible, donnant une sensation analogue à celle qu'on éprouve quand on a exposé ses mains à un froid vif (le malade dit qu'il a un « doigt mort »), une grande sensibilité au froid, enfin, qui occupe de préférence le genou, la cuisse, le pied et la région des reins.

Tous ces petits malaises ne préoccupent pas outre mesure celui qui les observe sur lui-même. Mais le cortège symptomatique finit tôt ou tard par s'aggraver.

L'albumine apparaît dans les urines, les pieds et les jambes présentent de l'enflure, il y a des maux de tête persistants, des migraines, des essoufflements et des accès de suffocation, des palpitations, des vomissements, de la diarrhée, des troubles de la vue.

Enfin, si le brightique n'a pas pris de grandes précautions, il pourra tomber dans la grande urémie. (V. *Urémie.*)

Le brightique suivra un régime sévère dont le lait formera la boisson exclusive. Les repas se composeront de laitage, d'œufs, de purées maigres de légumes verts cuits, de viande bien cuite. On en proscrira la charcuterie, le gibier, la viande faisandée, crue ou peu cuite, les fromages faits, les ragoûts, les excitants de toute nature et l'alcool.

Il y a des malades qui disent ne pas supporter le lait, on le remplacera alors par l'eau pure ou le thé très léger.

La médication sera alternativement à base d'alcalins et de tannin. Voici une formule de cachets alcalins :

> Benzoate de lithine. . . . . . . . . . . o gr. 50
> Bicarbonate de soude. . . . . . . . . . o gr. 20

On prendra deux cachets semblables par jour, vers 10 heures du matin et 5 heures du soir.

Ce régime alcalin sera suivi pendant trois semaines environ, on laissera le malade se reposer durant une semaine et, pendant une nouvelle durée de trois semaines, on prendra les cachets suivants à base de tannin :

> Tanin. . . . . . . . . . . . . . . . . o gr. 50
> Poudre de quinquina. . . . . . . . . . o gr. 50

2 cachets semblables par jour.

## Urémie

Quand le rein est devenu trop malade pour éliminer les produits dont l'élimination lui est normalement assignée, il en résulte des troubles de tout ordre qui n'ont d'autre motif que l'auto-intoxication déterminée par la rétention de ces produits. C'est l'urémie.

L'urémique peut présenter des convulsions dont la fréquence est plus grande chez les femmes et les enfants. Parfois, il y a des contractures limitées à la mâchoire ou bien généralisées, et des paralysies.

Parmi les autres symptômes, il faut citer : les maux de

tête douloureux, persistants; la grande sensibilité au froid, les fourmillements et les picotements dans les membres; les troubles de la vue; les sueurs froides à odeur ammoniacale; le délire même.

La respiration de l'urémique affecte une allure spéciale; après une phase de silence respiratoire, les inspirations apparaissent avec une rapidité successivement croissante et décroissante.

La langue est rouge sur les bords et chargée dans sa partie centrale. Il y a du dégoût pour les aliments, des vomissements, du hoquet et des débâcles diarrhéiques, sans coliques prémonitoires.

L'urémique gardera un repos absolu et sera soumis au régime lacté le plus strict. La saignée, les ventouses scarifiées dans la région des reins, les purgatifs énergiques à base d'eau-de-vie allemande, les lavements froids répétés d'un demi-litre chaque, les lavements purgatifs seront autant de remèdes à employer contre l'urémie. Voici comment on prépare un lavement purgatif :

Feuilles de séné. . . . . . . . . . . 15 grammes.
Eau. . . . . . . . . . . . . . . . . . . 500 —

Faire bouillir, passer et ajouter :

Sulfate de soude. . . . . . . . . . . 20 grammes.

L'eau-de-vie allemande se donne toujours associée au sirop de nerprun :

Eau-de-vie allemande. . . . . . 10 à 20 grammes.
Sirop de nerprun. . . . . . . . . 10 à 20 —

Quand l'intoxication urémique se manifeste surtout par des désordres digestifs, il faudra respecter, au début tout au moins, les vomissements et la diarrhée, et ne chercher à les enrayer que s'ils devenaient incoercibles. On combattra alors les vomissements avec l'eau chloroformée, la potion de Rivière et le champagne frappé, et l'on essayera d'arrêter la diarrhée à l'aide de l'extrait de ratanhia (2 à 4 grammes).

Les convulsions nécessitent un lavement au chloral :

> Hydrate de chloral. . . . . . . . . .    2 grammes.
> Jaune d'œuf. . . . . . . . . . . . .    N° 1.
> Eau. . . . . . . . . . . . . . . . .    120 grammes.

Ce lavement sera donné avec une poire en caoutchouc.

Les troubles de la respiration seront traités par des inhalations d'oxygène, d'éther et de nitrite d'amyle.

Si le malade perd connaissance, tombe dans un état comateux, on lui injectera un à plusieurs centimètres cubes (par jour) de la solution suivante :

> Caféine. . . . . . . . . . . . . . . .    2 gr. 50
> Benzoate de soude. . . . . . . . . . .    2 gr. 50
> Eau distillée. . . . . . . . . . .Q. S. p. 10 cc.

## Coliques néphrétiques

Le malade qui va avoir une crise de coliques néphrétiques accuse une grande pesanteur dans la région des lombes, de fréquentes envies d'uriner; il a le ventre ballonné. Bientôt, la douleur lombaire devient extrêmement vive et irradie dans tout le bassin. Le malade se meut sans cesse dans l'impossibilité où il se croit de trouver une position qui le fasse moins souffrir. Il est pâle, couvert de sueurs et, bien souvent, il a des nausées et de véritables vomissements.

Après une accalmie, de nouvelles douleurs apparaissent, dues à l'expulsion du gravier par l'urine, qui peut contenir aussi du sang et de petits filaments.

Enfin, la douleur disparaît, et le malade éprouve un bien-être qui l'incite au sommeil.

Pendant la crise de coliques néphrétiques, ne prendre rien que du lait, par crainte des complications; éviter les mouvements brusques du corps; prendre des boissons abondantes et diurétiques (chiendent, queues de cerises, stigmates de maïs), des bains tièdes et prolongés et, enfin, avoir recours à l'injection de morphine.

La médication recommandable est le sel de lithine pris de la façon suivante :

Carbonate de lithine. . . . . . . . . . . . . . . o gr. 40

Pour un paquet qu'on fera dissoudre dans une bouteille d'eau de Vittel.

En dehors des crises, l'urine peut contenir un sable rouge qui témoigne du terrain sur lequel évolue la maladie. C'est ce terrain arthritique, goutteux, qu'il faudra combattre par une vie active au grand air et une hydrothérapie rationnelle suivie de frictions sèches. Toutefois, les exercices seront modérés et il faudra, à tout prix, éviter le surmenage.

L'alimentation se composera de laitage, de légumes verts cuits, de pâtes alimentaires, de purée de légumes secs (une fois tous les deux jours), de viandes blanches cuites à l'eau. On s'abstiendra de condiments, d'épices, de viandes fumées, de gibier, d'asperges, de tomates, d'oseille, d'épinards, de haricots verts, de fromages faits et de fruits verts ou acides.

Comme boisson, on ne prendra que du vin blanc étendu d'eau de Vittel ou d'Evian. On s'abstiendra de boissons gazeuses, de bière, d'alcool, de thé ou de café.

## Hématurie

L'hématurie est constituée par la présence de sang dans les urines.

On recherche le sang dans les urines au moyen d'un procédé commode qui est le suivant : dans un tube de verre, on mêle un peu de teinture de gaïac à une quantité égale d'essence de térébenthine, puis, à l'aide d'un tube de verre plus étroit que le premier, on fait arriver l'urine à la partie inférieure du mélange. S'il y a du sang dans l'urine, il se produit une coloration bleue; si, au contraire, l'urine ne contient pas de sang, la coloration est blanche ou verdâtre.

Il est intéressant de connaître à quelle phase de la miction apparaît le sang dans l'urine, parce que cela peut servir à diagnostiquer l'organe qui saigne.

Si le sang est uniformément mélangé à l'urine, c'est du rein que vient ce sang. Si l'urine ne contient du sang que pendant la première partie de son expulsion, c'est le col de la vessie qui saigne, la prostate ou la partie postérieure du canal de l'urèthre. Quand le sang n'apparaît qu'avec les dernières gouttes d'urine, c'est de la vessie qu'il vient.

Dans quelles maladies trouve-t-on du sang dans les urines ?

La variole, la scarlatine, la rougeole, la fièvre typhoïde, l'ictère grave, le scorbut, le paludisme sont les principales maladies qui peuvent donner des hématuries à cause du retentissement infectieux qu'elles produisent sur le rein On se contentera de donner aux malades une médication tonique, à laquelle on pourra ajouter l'ergotine et le tannin.

De nombreuses intoxications peuvent également donner des hématuries : cantharides (vésicatoire), essence de térébenthine, essence de moutarde, sublimé, arsenic, etc. On placera deux à quatre ventouses scarifiées, en arrière, dans la région des reins et on administrera du tannin.

Les grandes chutes ou les grands traumatismes ayant porté sur les reins peuvent également donner de l'hématurie. Dans ce cas, le blessé gardera un repos complet, couché au lit et sur le dos; on lui mettra un bandage de corps qui le maintiendra solidement; il ne prendra que du lait et des morceaux de glace. Enfin, on lui administrera de l'ergotine, en potion ou en injection.

Voici une formule de potion à l'ergotine :

```
Ergotine. . . . . . . . . . . . . . . .     3 grammes.
Sirop de digitale. . . . . . . . . . .      50      --
Eau distillée. . . . . . . . . . . . .     100      —
```

Une cuillerée toutes les deux heures.

Si l'on n'a pas d'ergotine, on pourra donner 10 centigrammes de sulfate de soude toutes les heures.

Enfin, l'hématurie peut encore être observée dans le cas de cancer, de tuberculose ou de calculs du rein. L'ergotine, le repos seront les premières obligations du traitement, en attendant les conseils ultérieurs du médecin.

## Rétention d'urine

Le malade atteint de rétention d'urine est dans l'impossibilité absolue d'uriner, malgré les plus grands efforts, et il a une sensation de pesanteur douloureuse à la partie inférieure de l'abdomen, où se trouve d'ailleurs une tumeur mate et résistante.

Au bout d'un certain temps, la vessie peut se vider d'elle-même, et le malade, perdant son anxiété, éprouve une exquise sensation de bien-être. Mais la vessie peut se rompre ou bien l'on voit apparaître des troubles urémiques.

L'impossibilité de vider complètement la vessie peut être observée dans de très nombreux cas qu'il faut savoir reconnaître pour savoir mieux traiter la rétention.

La rétention d'urine peut être l'effet d'une hypertrophie

de la prostate, d'un rétrécissement du canal de l'urèthre, d'une rupture de ce canal à la suite d'une chute à califourchon, par exemple, ou de tout autre traumatisme.

Elle peut encore être causée par une fracture des os du bassin, par un traumatisme portant sur la moelle épinière; elle s'observe, enfin, au cours des fièvres infectieuses et dans le cours de la péritonite.

Dans l'incertitude où l'on est de voir la vessie se vider d'elle-même, il faut essayer de la vider à tout prix. Chez les malades atteints d'un rétrécissement de l'urèthre, on essaiera de placer une bougie fine à demeure. Quand il sera impossible de la placer, il faudra recourir à la ponction sus-pubienne de la vessie. Mais c'est là un mode d'évacuation qui demande de grandes précautions antiseptiques, et le médecin seul pourra l'effectuer.

Chez les prostatiques, on se servira d'une sonde en caoutchouc n° 17, qu'on fera pénétrer lentement, trois à quatre fois par jour. Le même mode de cathétérisme sera effectué pour les rétentions d'urine des fièvres infectieuses et de la péritonite.

Enfin, on fera souvent bien de se servir de cataplasmes, de lavements et de bains, en attendant l'intervention du médecin.

## Incontinence d'urine

L'écoulement involontaire de l'urine résulte de la paralysie du muscle (sphincter) chargé de s'opposer à la sortie de l'urine, en dehors de l'influence de la volonté, ou bien d'une exagération de la sensibilité de la vessie.

C'est surtout chez les enfants que l'on rencontre l'incontinence d'urine. Cette incontinence est presque toujours nocturne.

Trousseau a proposé le traitement suivant : donner

chaque soir, pendant huit jours, 1/2 à 1 centigramme d'extrait de belladone. S'il n'y a pas intolérance de la part de l'enfant, on augmente progressivement la dose, jusqu'à 10 centigrammes. Il faut continuer le traitement pendant plusieurs mois, même quand il y a une apparence de guérison.

Le bromure de potassium, la strychnine ont été préconisés, sans que nous pensions devoir recommander leur emploi. Guinon conseille la teinture de *Rhus aromatica* (sermac aromatique). En voici les doses :

    Enfant de deux à cinq ans. . . . . . . .    5 à 10 gouttes.
    Enfant de cinq à dix ans. . . . . . . . .   10 à 15    —
    Enfant de plus de dix ans. . . . . . . . .  15 à 20    —

Ces doses devraient être répétées trois fois dans la journée.

L'antipyrine réussit aussi très bien contre l'incontinence nocturne d'urine. Pour un enfant de sept ans, la dose serait environ de 40 centigrammes chaque soir. Ainsi, on fera prendre une cuillerée à café de la potion suivante :

    Antipyrine. . . . . . . . . . . . . .    4 grammes.
    Sirop de framboises. . . . . . . . .   100    —
    Eau distillée. . . . . . . . . . . . .  100    —

L'enfant sera couché le bassin élevé; on le réveillera pendant la nuit pour lui permettre de faire intervenir sa volonté dans l'évacuation de sa vessie. Il sera tenu dans une grande propreté corporelle; on lui donnera des bains sulfureux et, pendant la bonne saison, des douches froides locales ou généralisées.

Son régime sera simple : pas d'excitants d'aucune sorte, pas de café, de thé, ni d'alcool. Il boira peu aux repas (un verre d'eau rougie seulement).

Enfin, il ne faudra pas effrayer l'enfant par des menaces; il faudra, au contraire, le tranquilliser et lui affirmer sa guérison prochaine.

## Douleurs de vessie

Les douleurs de vessie qui ne peuvent exister que lors des mictions, mais qui peuvent aussi persister dans l'intervalle des mictions, ont toujours une fâcheuse répercussion sur le caractère du malade qui en est atteint. Aussi conseillons-nous de ne pas les négliger et de les traiter aussitôt que possible, à l'aide de lavements calmants à base de chloral et de laudanum :

        1º Hydrate de chloral. . . . . . . . . .    4 grammes.
        Jaune d'œuf. . . . . . . . . . . . . .    Nº 1.
        Eau. . . . . . . . . . . . . . . . . . .    250 grammes.

        2º Laudanum de Sydenham. . . . . .    XV à XX gouttes.
        Décoction de guimauve. . . . . . .    250 grammes.

On emploiera aussi les suppositoires à l'opium et à la belladone :

        Chlorhydrate de morphine. . . . . . .    2 centigrammes.
        Beurre de cacao. . . . . . . . . . . . .    5 grammes.

On fait fondre le beurre de cacao; on ajoute la morphine; on laisse refroidir en remuant et on coule ensuite pour lui donner la forme du suppositoire.

Le suppositoire suivant est d'un usage courant :

        Extrait d'opium. . . . . . . . . . . . .    2 centigrammes.
        Extrait de belladone. . . . . . . . . .    1 centigramme.
        Beurre de cacao. . . . . . . . . . . . .    5 grammes.

Les tisanes diurétiques (chiendent, queues de cerises, stigmates de maïs, raisin d'ours) sont aussi d'un bon effet.

Pour les douleurs anciennes, on fera bien de prendre des cachets à base de salol :

Salol. . . . . . . . . . . . . . . . . . o gr. 50

Pour un cachet, à prendre après chaque repas.

Les grands bains chauds, les cataplasmes devront être employés.

Le régime sera sobre; pas d'excitants; pas d'alcool, de vin pur, ni de tabac; pas de ragoûts, de sauces, ni d'épices; comme boisson, le lait et les tisanes précitées.

# VI

# MALADIES DU SYSTÈME NERVEUX

Congestion cérébrale. — Attaque d'apoplexie. — Méningite. — Méningite cérébro-spinale. — Epilepsie. — Chorée (Danse de Saint-Guy). — Ataxie locomotrice. — Anémie cérébrale. — Neurasthénie. — Convulsions. — Paralysies. — Folie. — Migraine. — Névralgies. — Vertige. — Bourdonnements d'oreilles. — Hoquet.

## Congestion cérébrale

Quand un malade accuse de la lourdeur de tête, des éblouissements, des vertiges, des bourdonnements d'oreilles, des troubles de la vue, et qu'il tombe, là où il se trouve, avec une perte plus ou moins complète de sa connaissance, il s'agit d'une congestion cérébrale.

On peut rencontrer la congestion cérébrale dans les maladies nerveuses, les affections du cœur; elle constitue le phénomène caractéristique de l'*insolation*.

Le malade atteint d'une congestion cérébrale sera placé, demi-assis, débarrassé de tout lien, dans une chambre fraîche et bien aérée. Si l'on est loin de toute habitation, l'ombre d'un bois, d'un arbre touffus pourra être suffisante.

S'il s'agit d'un coup de chaleur, on fera des affusions froides sur la tête et le corps; on placera des ventouses sur la poitrine, des sinapismes aux membres inférieurs; on fera des tractions rythmées de la langue, on injectera de l'éther, de la caféine; on administrera enfin le lavement purgatif suivant :

| | |
|---|---|
| Sulfate de soude. | 15 grammes. |
| Miel de mercuriale. | 40 — |
| Décoction de séné. | 200 — |

Dans les affections cardiaques, on fera immédiatement appel à la saignée.

Les individus qui ont habituellement le visage rouge, vultueux, qu'on dit « sanguins », et qui sont manifestement portés à la congestion cérébrale subiront la saignée aux premières atteintes du mal et prendront un purgatif énergique (eau-de-vie allemande). On pourra aussi leur mettre des sangsues derrière les oreilles.

Pour éviter la congestion cérébrale, on ne se promènera pas au soleil pendant les mois de grande chaleur; on ne se baignera pas dans l'eau froide après les repas. On fuira les émotions fortes, le surmenage intellectuel et les excès de régime. Enfin, la constipation, si fréquente chez les arthritiques, devra être combattue avec soin par des purgatifs fréquents à la coloquinte, à l'aloès (pilules de coloquinte composées du Codex, une à quatre par jour).

Le régime lacto-végétarien serait l'idéal pour tous les malades que menace la congestion cérébrale. Mais ce serait déjà beaucoup obtenir que de les astreindre à ne prendre aucun excitant et à ne pas manger de viande au repas du soir.

## Attaque d'apoplexie

Le malade qui vient d'avoir une attaque d'apoplexie a perdu l'usage de ses fonctions intellectuelles, sa sensibilité est abolie et il ne peut effectuer des mouvements volontaires. Toutefois, la circulation et la respiration persistent. Cette dernière est même bruyante. A chaque expiration, un coin de la bouche se dilate comme si le malade fumait la pipe. La tête et les yeux sont déviés à droite ou à gauche, et il est impossible de maintenir le chef dans une position de repos, sur la nuque. Il peut y avoir des vomissements, le malade gâte et un côté du corps se trouve paralysé.

L'apoplectique sera placé dans un local aéré. On lui placera des sinapismes aux jambes, des ventouses sèches sur la poitrine, à seule fin de faire de la révulsion cutanée. On essaiera de faire de la dérivation intestinale, en administrant un lavement purgatif.

Chez les individus sanguins, la saignée, l'application de sangsues seront d'un efficace effet. Sur la tête, on pourra placer une vessie de glace.

Quand le pouls devient petit, qu'il y a, par conséquent, des tendances à la syncope, on a recours aux injections d'éther et de caféine.

Le malade sera mis à la diète absolue, et le surlendemain de son attaque, on commencera à l'alimenter avec du lait, du bouillon et des boissons glacées.

Pendant la phase de paralysie, le malade aura recours aux purgatifs légers répétés : sulfate de magnésie, 10 grammes; eau de Sedlitz, un verre. Il soumettra pendant longtemps ses muscles paralysés à des courants électriques faibles (électrisation faradique et galvanique); il prendra des bains sulfureux, des massages et des frictions excitantes avec :

| | |
|---|---|
| Ammoniaque. | 10 grammes. |
| Baume de Ficraventi. | 50   — |
| Huile camphrée. | 50   — |

L'artérioscléreux se soumettra à l'iodure de potassium.

Le régime se composera de laitage, d'œufs, de viandes blanches, de légumes verts, de fruits, d'eau rougie. On proscrira les viandes faisandées, les farineux, les fromages fermentés, les mets épicés, l'alcool, le café, le thé et le tabac.

On fuira les causes occasionnelles : efforts, surmenage, émotions, excès de toute nature.

## Méningite

L'inflammation des méninges se caractérise par un ensemble de symptômes qui ne manquent pas de donner une impression de particulière gravité.

Les douleurs de tête sont extrêmement intenses ; il y a des vomissements qui contiennent de la bile et des particules alimentaires, une constipation opiniâtre que les laxatifs ordinaires sont incapables de vaincre. La mâchoire est contractée ; le ventre accuse une dépression ; on dit qu'il est « en bateau ». La lumière ne peut être supportée sans douleur. Il y a une raideur de la nuque qui rend tout mouvement douloureux.

Souvent, le malade délire, et les propos qu'il tient, par leur divagation, ajoutent encore à la solennité des symptômes. Enfin, quand il s'agit d'une méningite portant sur la base du cerveau, le malade présente une paralysie des nerfs de l'œil qui se traduit par du strabisme.

Le pouls diminue, ce pendant que la fièvre augmente et que la température monte jusqu'à 40°, et peut même dépasser ce chiffre.

Le méningitique sera placé dans un local spacieux, aéré ; il gardera un repos absolu ; on fera, autour de lui, l'obscurité et le silence ; ses cheveux seront coupés ras. Il ne prendra que du bouillon, du lait et des boissons fraîches.

Chez l'*enfant*, on placera des compresses glacées sur la tête ; on administrera des purgatifs (calomel ou huile de ricin). Voici une excellente formule de purgatif infantile à l'huile de ricin :

| | |
|---|---|
| Huile de ricin. . . . . . . . . . . | 10 grammes. |
| Eau de menthe. . . . . . . . . . . | 15 — |
| Sirop d'orgeat. . . . . . . . . . . | 15 — |

Le lavement purgatif sera aussi employé. Les proportions seront moindres que celles que nous avons indiquées jusqu'alors :

Sulfate de soude. . . . . . . . . .    5 grammes.
Décoction de feuilles de séné. . .   150    —

On enveloppera les jambes du petit malade avec de l'ouate. On lui donnera des bains à 30°, de dix minutes chaque, toutes les trois heures.

Chez l'*adulte*, on essaiera de vaincre la constipation du début par des purgatifs répétés à base de sulfate de soude ou de calomel. On mettra des sinapismes aux jambes et une vessie de glace sur la tête. Sur tout le corps, on fera des lotions vinaigrées. Les bains tièdes seront aussi utilement employés pour faire diminuer la fièvre.

Contre les vomissements, on donnera une potion de Rivière, de l'eau chloroformée et des limonades glacées. Le délire sera combattu à l'aide du bromure de potassium (3 à 5 grammes) et du chloral (2 à 4 grammes). Deux fois par jour, si on ne peut pas faire absorber de médicament au malade par la bouche, on donnera le lavement suivant :

Hydrate de chloral. . . . . . . . .    1 gramme.
Laudanum de Sydenham. . . . . .   VIII gouttes.
Jaune d'œuf . . . . . . . . . . . . .   N° 1
Eau distillée. . . . . . . .Q. S. pour faire 60 gr.

## Méningite cérébro-spinale

A maintes reprises, depuis un certain nombre d'années, les milieux urbains, et surtout les agglomérations militaires, sont décimées par des épidémies de méningite dite cérébro-spinale, parce qu'elle s'étend aussi bien aux méninges de la moelle qu'à celles du cerveau.

Le surmenage physique et intellectuel, l'insalubrité des

locaux, où de grandes masses d'hommes se trouvent confinées, les traumatismes, les maladies infectieuses antérieures sont autant de raisons qui contribuent à la dissémination de cette maladie qui frappe de préférence les enfants et les adolescents.

La méningite cérébro-spinale s'installe brusquement, et le malade se plaint tout à coup de maux de tête extrêmement violents et de vertige. Il a des vomissements, de la constipation, de la rétention d'urine, une fièvre élevée, une éruption d'herpès sur la face, et de la raideur dans les muscles du tronc, du cou et des membres.

Le malade atteint de méningite cérébro-spinale recevra les mêmes soins que dans la méningite aiguë ; on y ajoutera les injections sous-cutanées d'électrargol, à la dose de 2 à 5 centimètres cubes. Il sera isolé avec soin, et tous les objets qui auront servi à son usage seront désinfectés. Les personnes qui l'auront approché devront se nettoyer soigneusement les mains avec des liquides antiseptiques.

En période d'épidémie de méningite cérébro-spinale, il faudra, dans un but prophylactique, se laver soigneusement les fosses nasales qui, chez les sujets sains, contiennent fréquemment le microbe de cette terrible maladie. On se fera des lavages du nez, de la bouche et de la gorge, avec la solution suivante :

| | |
|---|---|
| Phénosalyl. . . . . . . . . . . . . . . | o gr. 50 |
| Chlorure de sodium. . . . . . . . . | 3 grammes. |
| Eau bouillie. . . . . . . . . . . . . . | 500 — |

Plusieurs fois le jour, on mettra dans chaque narine un peu de vaseline mentholée à 1 p. 100.

### Épilepsie (Haut-mal)

L'épileptique voit souvent l'annonce de son mal dans une période d'insomnie ou de lourdeur de tête. Mais, immédiatement avant sa crise, il accuse une sensation bizarre dans un point plus ou moins éloigné du corps : ou bien il se sent serré à la gorge, ou bien encore il a des visions étranges, et il entend des sifflements dans les oreilles. C'est ce qu'on appelle l'*aura*.

Le malade pousse un cri et tombe comme une masse, là où il est, sans prendre de précautions et se blessant très souvent dans sa chute.

La face est pâle, puis vultueuse, tous les membres sont contracturés, raidis; bientôt le corps est secoué de convulsions, la respiration est bruyante, l'écume sanguinolente entoure les lèvres, le malade s'est mordu la langue.

Puis, le malade tombe dans un sommeil profond d'où il sort comme d'un rêve, ne gardant aucun souvenir de la crise qu'il a eue et de ce qui s'est passé autour de lui, mais accusant une lassitude extrême.

On peut essayer de faire avorter la crise en comprimant les carotides, en fléchissant le gros orteil, en serrant fortement le membre qui est le point initial de la douleur constitutive de l'aura. Mais ces moyens sont loin d'être infaillibles.

L'épileptique en crise sera débarrassé de tout vêtement capable de le gêner soit au cou, soit à la taille.

Pour le garantir contre les blessures qu'il serait capable de se faire pendant ses convulsions, on le placera sur plusieurs matelas étendus à terre. Et l'on introduira, si possible, un coin de bois entre ses arcades dentaires, pour l'empêcher de se mordre la langue.

Quand les crises sont très rapprochées (état de mal épileptique), on donne un lavement de chloral :

| | |
|---|---|
| Chloral. . . . . . . . . . . . . . . . . | 2 grammes. |
| Bromure de potassium. . . . . . . | 2 — |
| Jaune d'œuf. . . . . . . . . . . . . | N° 1. |
| Lait. . . . . . . . . . . . . . . . . . | 200 — |

L'épileptique prendra, d'une façon habituelle, du bromure de potassium. La dose sera d'autant plus forte que les crises seront plus nombreuses. Si le malade ne se nourrit que d'aliments contenant peu de sel, il peut obtenir, comme l'ont montré Richet et Toulouse, un résultat très satisfaisant, avec de faibles doses de bromure de potassium (1 à 2 grammes).

L'alimentation de l'épileptique sera dépourvue de mets épicés, de conserves, de gibier, de viandes fumées, de thé, de café ou d'alcool.

L'épileptique aura une vie calme, à la campagne. Il ne se livrera qu'à des exercices modérés et il évitera le surmenage intellectuel L'hydrothérapie froide donne parfois de bons résultats.

## Chorée (Danse de Saint-Guy)

Quand un malade est atteint de chorée, il présente une grande incoordination de ses mouvements volontaires. Il marche en sautant, parle d'une façon saccadée et sa mimique varie d'une façon très rapide, telle est l'extrême mobilité des muscles de sa face.

La chorée est une maladie fréquente chez les petites filles. Les émotions, l'imitation, l'hérédité nerveuse joueraient un grand rôle dans sa production.

Le traitement de la chorée doit tout d'abord être hygiénique : repos intellectuel, changement d'air, vie à la campagne, douches froides en jets, de une à cinq secondes (excepté si le malade est atteint d'une maladie de cœur), massages et frictions sèches.

Le régime sera lacto-végétarien, avec un peu de viande crue hachée.

Le médicament qui, dans les formes ordinaires, donne de bons résultats, c'est l'antipyrine, à la dose de

2 à 8 grammes, progressivement. Dans les formes graves, on donnera, par jour, 1 à 2 grammes de chloral :

> Hydrate de chloral.............. 1 gramme.
> Sirop de menthe. ,.,.,........ 20   —
> Eau. ........................ 25   —

A prendre en trois fois (une cuillerée à soupe) dans la journée.

La médication arsenicale (liqueur de Fowler) donne aussi de bons résultats.

Souvent, les enfants, dans leurs mouvements incoordonnés, se heurtent et se font des contusions nombreuses.

Pour éviter toute blessure grave, on entourera les membres des enfants avec de l'ouate, et on imposera le repos au lit, dans les cas de grande incoordination.

## Ataxie locomotrice (Tabes)

Le malade atteint d'ataxie locomotrice est dans l'impossibilité absolue de coordonner ses mouvements. Il possède encore la force musculaire nécessaire à leur production, mais il ne peut diriger cette force de façon à produire des mouvements coordonnés.

Dans l'obscurité, le malade ne peut garder l'équilibre qu'en écartant les jambes. Si on lui fait réunir les talons, il vacille aussitôt.

Les douleurs ressenties un peu partout (face, tronc, reins, vessie, estomac) sont lancinantes, extrêmement pénibles. La vue est altérée, l'ouïe est troublée par des bourdonnements persistants et douloureux. La sensibilité est diminuée et la sensation de froid est, en particulier, fréquemment abolie.

Quand la maladie est très avancée, on trouve des éruptions, des enflures fugaces, la chute des ongles, une atrophie musculaire, une déformation des articulations et des fractures spontanées.

Le tabétique prendra pendant vingt jours (chaque printemps et chaque automne) deux cuillerées à soupe par jour du sirop de Gibert. On a prescrit la suspension prolongée. Cette méthode, bien qu'ayant donné de bons résultats, n'a pas encore la faveur de tous les médecins.

On évitera le surmenage intellectuel et physique, l'alcool et le tabac. On se trouvera bien de l'hydrothérapie, des frictions, du massage et des pointes de feu le long de la colonne vertébrale.

Les tabétiques peuvent avoir des douleurs d'estomac extrêmement pénibles qui paraissent indépendantes des repas, durent peu et s'accompagnent de vomissements. Aussitôt après ces crises, le malade peut s'alimenter, mais par crainte de voir réapparaître les vomissements, il n'ose manger et, sa santé s'altérant bien vite, il se cachectise. On essaiera de combattre ces vomissements à l'aide de cachets alcalins :

                    Bicarbonate de soude. . . . . . . . . . o gr. 25
                    Magnésie calcinée. . . . . . . . . . . . o gr. 25
                    Craie préparée. . . . . . . . . . . . . o gr. 25
                    Poudre de feuilles de belladone. .  o gr. 01

Lemoine, de Lille, a préconisé l'emploi du bleu de méthylène, à la dose quotidienne de 30 centigrammes. L'injection de morphine pourra être faite quand les cachets alcalins ne produiront pas un effet satisfaisant. Elle aura, au moins, l'avantage de calmer pour un temps les douleurs.

Fréquemment les tabétiques présentent de la rétention d'urine. On aura recours, alors, aux moyens que nous avons indiqués en traitant de ce symptôme (V. p. 87).

## Anémie cérébrale

Une diminution dans la quantité du sang qui arrive au cerveau se traduit par de la pâleur, des vertiges, des syncopes, des éblouissements, des bourdonnements d'oreilles, des battements dans les tempes et des saignements de nez.

Le malade sera porté dans une pièce dont les fenêtres seront ouvertes; on le débarrassera de tout lien (cravate, ceinture, corset) pouvant gêner la circulation, et on le couchera, la tête plus basse que le corps. On flagellera la face avec des linges mouillés et froids; on fera de la révulsion cutanée à l'aide de frictions. Sous les narines, on placera un flacon rempli de sels ammoniacaux. Enfin, on aura recours à la respiration artificielle et aux injections d'éther.

L'anémie cérébrale est surtout rencontrée dans les lésions de l'orifice aortique. Le meilleur médicament est alors la solution de trinitrine à 1 p. 100, à la dose de six à huit gouttes par jour, et prises en deux ou trois fois.

Les convalescents sont sujets à l'anémie cérébrale. Le repos absolu leur sera ordonné, ainsi qu'une médication à base de fer.

L'hydrothérapie sera conseillée aux neurasthéniques qui devront s'abstenir de bromure de potassium.

Dans les intoxications par l'oxyde de carbone, l'anémie cérébrale sera traitée par la respiration artificielle et les inhalations d'oxygène.


## Neurasthénie

L'épuisement nerveux qui caractérise la neurasthénie se manifeste par des maux de tête, de l'insomnie, de l'anémie cérébrale, une grande faiblesse musculaire, un manque complet de volonté, des douleurs le long de la colonne vertébrale et des troubles dyspeptiques.

Le surmenage intellectuel, les chocs moraux répétés peuvent être une cause de neurasthénie. Aussi, la première condition du traitement est-elle d'éviter tout surmenage, tout chagrin, toute cause de découragement.

Le repos physique sera absolu dans les cas graves. Dans les formes ordinaires, le malade se livrera à des exercices légers (promenades, sports faciles) et prendra part à des distractions non absorbantes.

L'hydrothérapie est ici de mise nécessaire, et consistera en douches froides en jet, avec frictions et massages, ou bien en bains chauds à 35°, d'une durée d'une demi-heure, tous les deux soirs.

L'électricité, l'isolement, la suralimentation ont aussi leurs partisans résolus.

Voici quel pourra être le régime d'un neurasthénique :

Le matin, au petit déjeuner, il prendra du thé au lait, un œuf ou de la viande froide. Le déjeuner et le dîner auront un menu composé de poisson, cervelle, viandes rôties, légumes en purée, fromages frais, compotes de fruits. Comme boisson : vin blanc coupé d'eau. Ni alcool, ni café. Le goûter se composera de thé au lait et de fruits cuits.

La médication aura tout d'abord pour but de reconstituer le malade. C'est dire qu'elle sera à base de fer, d'arsenic, de teinture de kola ou de coca et de glycérophosphate de chaux :

```
Extrait fluide de kola. . . . . . . . .   10 grammes.
Extrait fluide de coca. . . . . . . .   10      —
Teinture de noix vomique. . . . . .    2      —
```

X à XV gouttes avant chaque repas.

Sirop de glycéro-phosphate de chaux. . .   500 grammes.

Une cuillerée à soupe à chaque repas.

Les insomnies rebelles seront traitées par le chloral.

## Convulsions

Les convulsions sont caractérisées par des contractions involontaires des muscles produisant des mouvements irréguliers du tronc et des membres, et des secousses plus ou moins violentes.

Les enfants sont prédisposés aux convulsions. Chez eux, elles peuvent survenir à l'occasion de toutes les maladies qu'on rencontre dans l'enfance, à l'occasion également de la dentition, des vers intestinaux, d'une frayeur, d'une colère, d'un accident, d'une intoxication.

La face du petit malade prend tout à coup un air de souffrance, les yeux sont fixes. Le corps se renverse en arrière, les membres se raidissent, la respiration s'accélère. Et pendant ce temps, l'immobilité est complète.

Mais bientôt les convulsions apparaissent, le visage, de congestionné qu'il était, devient pâle, les yeux sont animés de mouvements saccadés, de même que les paupières qui s'ouvrent et se ferment avec rapidité, les muscles de la face sont animés de mouvements convulsifs qui donnent à la mimique une expression effrayante, les membres enfin se raidissent avec force.

L'enfant ne répond pas aux questions qu'on lui pose; il est insensible à ce qui se passe autour de lui. Peu à peu, les convulsions diminuent et un sommeil profond accable l'enfant. La crise est terminée.

La crise unique est souvent l'exception, d'autres surviennent plus ou moins rapprochées.

Chez le nouveau-né, les convulsions peuvent n'être pas apparentes; on voit seulement la respiration s'accélérer, le regard prendre une fixité étrange, la face devenir pâle, et le tout se dissiper au bout de quelques secondes. On dit alors que les convulsions sont internes.

L'enfant qui a des convulsions sera déshabillé et couché sur un lit large, dans une pièce bien aérée. On lui aspergera, avec de l'eau froide, le visage, la poitrine et les jambes. Un bain tiède sinapisé pourra être donné, de même qu'un lavement huileux. Un lavement au chloral pourra être aussi administré, à la condition de n'en donner que dix centigrammes par année d'âge.

Il sera nécessaire de faire un examen minutieux du sujet pour connaître la cause des convulsions (vers in... ..aux, hernie, corps étranger de l'oreille, polypes, etc

## Paralysies

La diminution ou l'abolition complète des mouvements peut se rencontrer avec des formes très variables et consécutivement à des maladies fort diverses.

La paralysie peut s'attaquer à un seul bras, à tout un côté du corps, ou bien à un côté de la face et à la moitié du corps de l'autre côté. Elle est justiciable d'un traitement par l'électricité, l'hydrothérapie, les frictions et le massage.

Certaines paralysies reconnaissent, comme cause, une intoxication par l'alcool, le plomb, le mercure. Le traitement de l'intoxication sera, alors, le premier point à observer. Les bains sulfureux, les douches locales, l'électricité, le massage, l'iodure de potassium (dans le saturnisme) pourront hâter le retour des mouvements.

L'hystérie donne des paralysies que l'électricité, l'hydrothérapie, et surtout la suggestion peuvent considérablement améliorer. Leur disparition est ordinairement brusque et totale.

Pour les paralysies qui sont consécutives aux attaques d'*apoplexie*, voir ce mot.

## Folie

La folie est une maladie extrêmement polymorphe. L'aliéné peut être un excité dont les propos sont incohérents, rapides, ou bien, au contraire, un déprimé aux paroles rares, aux gestes lents. La folie peut éclore subitement et disparaître de même; dans d'autres cas, elle apparaît lentement et présente une évolution aux étapes très longues. C'est dire que nous ne pouvons tracer ici un détail de toutes les formes que peut revêtir la folie.

L'hygiène, l'hydrothérapie, l'alimentation saine, les hypnotiques, les calmants de tout ordre, etc., constituent la base du traitement de la folie. L'alitement et l'isolement pourront être employés dans toutes les formes de maladies mentales. L'hypnotique par excellence est le véronal. Le meilleur calmant est le bain tiède prolongé pendant deux heures.

## Migraine

Les douleurs qui caractérisent la migraine s'accompagnent souvent de nausées, de vomissements; la lumière ne peut être supportée sans gêne; le bruit, lui-même, est insupportable, et le malade a tendance à s'isoler pour calmer l'acuité de ses souffrances.

La migraine se rencontre dans un grand nombre de maladies. Les arthritiques, les anémiques, les constipés, les dyspeptiques y sont sujets. Elle se rencontre chez les malades qui ont de la tendance à la congestion cérébrale.

L'accès de migraine sera traité par l'antipyrine, la phénacétine, le bromure de potassium (3 grammes, au début de l'accès, en une fois), le café très fort et la morphine.

S'il s'agit d'une manifestation de la congestion cérébrale, on donnera un lavement purgatif.

Les arthritiques se trouveront bien d'une cure au benzoate de soude et au carbonate de lithine.

Les dyspeptiques qui souffrent d'une diminution de l'acide chlorhydrique prendront une cuillerée à café, à la fin de chaque repas, d'une solution chlorhydrique au centième.

Les migraineux qui sont des constipés soigneront avant tout leur constipation. (V. ce mot.)

Certaines migraines s'accompagnent de douleurs vives dans l'œil, avec troubles de la vue, élancements dans une moitié de la tête et parfois un certain degré d'engourdissement dans la main, le bras ou la langue. L'accès de cette migraine sera traité par l'analgésine, la phénacétine ou la caféine; dans l'intervalle des accès, Charcot recommandait de prendre du bromure de potassium.

Les migraineux éviteront les troubles digestifs et les mets indigestes capables de les provoquer. Ils rejetteront les épices, l'alcool, les viandes salées ou faisandées. A différentes reprises, ils suivront le régime lacto-végétarien et, d'une façon permanente, ils feront bien de s'interdire la viande au repas du soir. Quant à la constipation, elle sera combattue par les laxatifs que nous avons indiqués.

L'hydrothérapie, les frictions, les exercices physiques, la vie au grand air seront la base de l'hygiène à laquelle le migraineux devra s'astreindre.


## Névralgies

Les douleurs vives, paroxystiques, persistantes ou intermittentes qui caractérisent les névralgies peuvent apparaître sur tous les trajets nerveux du corps. Cependant, les plus fréquemment rencontrées s'observent à la face, dans la région costale, et à la partie postérieure de la cuisse et de la jambe sur le trajet du nerf sciatique.

La névralgie *faciale* présente un maximum de sa douleur en trois points : 1° au-dessus de l'œil, sur le rebord orbitaire; 2° au-dessous de l'œil, en haut de la pommette; 3° au menton. Elle s'accompagne de salivation, d'écoulement nasal, de larmoiement et d'éruptions de petits boutons vésiculeux.

L'aconitine réussit bien contre la névralgie faciale. On prendra dix à quinze gouttes de teinture d'aconit par jour. Extérieurement, on frictionnera la partie endolorie avec un tampon d'ouate imbibé de la mixture suivante :

Ether sulfurique. . . . . . . . . . . 50 grammes.
Alcool de mélisse. . . . . . . . . . . 50 —
Menthol. . . . . . . . . . . . . . . . 10 —

La névralgie *intercostale* présente un point douloureux près du sternum, un deuxième dans le dos, près de la colonne vertébrale, un troisième, enfin, sur une ligne qui descend du sommet de l'aisselle. Ces douleurs irradient de ces points pour gagner le dos, les seins et les reins.

Il est bon de savoir que la névralgie intercostale peut résulter d'une lésion de la plèvre ou des poumons. Si, par exemple, la tuberculose paraît être l'origine de cette lésion, les applications externes et légères d'un mélange à parties égales de gaïacol et d'huile d'olive peuvent faire disparaître la douleur névralgique. Il faut recouvrir la région douloureuse qui a été traitée avec un morceau de taffetas gommé et une couche d'ouate.

Comme les applications de gaïacol peuvent amener un abaissement considérable de la température, accompagné de sueurs froides, elles devront être faites avec beaucoup de modération.

La névralgie intercostale qui s'accompagne de zona (éruption vésiculeuse) sera traitée par des applications de salicylate de méthyle (40 à 60 gouttes), faites sur la peau à l'aide d'un pinceau et recouvertes d'un taffetas ciré et d'une couche d'ouate.

La névralgie *sciatique* a de nombreux points douloureux depuis la région des lombes jusqu'à la malléole, sur toute la face postérieure du membre inférieur. La douleur est vivement accusée si l'on fléchit la cuisse sur le bassin, la jambe étendue.

Les pointes de feu, les pulvérisations de chlorure de méthyle, les bains sulfureux, les frictions calmantes, l'enveloppement ouaté, le massage (dans la sciatique chronique) constituent le traitement de cette névralgie particulièrement douloureuse.

Contre toutes les formes de névralgie, on emploiera les analgésiques comme l'antipyrine, le pyramidon, la phénacétine, la morphine, la jusquiame, la valériane. Voici une bonne formule de pilules :

Chlorhydrate de morphine. . . .    1 centigramme.
Extrait de jusquiame. . . . . . . .   10     —
Extrait de valériane. . . . . . . .   20     —

Pour une pilule.

En prendre deux par jour : une le soir au coucher et l'autre, le matin, en se levant.

## Vertige

Quand un malade se sent pris de vertige, il faut lui faire garder le repos, allongé sur un lit ou sur une chaise longue, la tête maintenue élevée. Contrairement à ce qu'on croit d'habitude, le café et les boissons alcoolisées ne sont pas recommandables.

Si le vertige se maintenait avec une certaine intensité, les sinapismes aux jambes, le vésicatoire derrière l'oreille et un purgatif énergique, comme l'eau-de-vie allemande, seraient très utiles.

Il y a des vertiges qui sont dus à des lésions de l'oreille. Ce sera au spécialiste de certifier cette origine.

Les vertiges observés dans la neurasthénie sont justiciables de l'hydrothérapie, ceux qu'on rencontre dans l'épilepsie seront traités, comme l'épilepsie elle-même, par le bromure de potassium.

Les anémiques ont aussi des vertiges. Le fer, l'arsenic, en fortifiant l'organisme, feront disparaître les vertiges.

L'alcool, le tabac peuvent donner lieu à des vertiges qui ne disparaîtront qu'avec la cause.

Le mauvais état de l'estomac est parfois aussi la cause de vertiges qui disparaîtront par le régime lacté et l'usage du bicarbonate de soude.

Enfin, le vertige causé par l'artério-sclérose sera traité par l'iodure de potassium.

## Bourdonnements d'oreilles

Certains malades se plaignent d'entendre sans cesse dans les oreilles un bruit analogue à celui que produit le vol d'un insecte.

Ces bourdonnements d'oreilles peuvent être produits par des médicaments comme la quinine et le salicylate de soude. Le plus souvent, ils sont causés par la présence d'un bouchon de cérumen dans le conduit auditif, l'inflammation de l'oreille moyenne consécutive à une angine et la sclérose du tympan. On les rencontre encore chez les constipés, dans l'anémie cérébrale et au cours des maladies de cœur.

L'extrait de *cimicifuga racemosa* est le spécifique des

bourdonnements d'oreilles; il faut l'employer à la dose de trente gouttes par jour. Les pointes de feu à la nuque, les purgatifs, l'iodure de potassium sont autant de modalités du traitement des bourdonnements d'oreilles.

Quand il y aura, dans le conduit auditif, un bouchon de cérumen, on placera dans l'oreille un tampon de coton hydrophile imbibé de la solution suivante :

> Bicarbonate de soude. . . . . . . . .    4 grammes.
> Glycérine. . . . . . . . . . . . . . .    20    —

Et on lavera ensuite le conduit de l'oreille avec un demi-litre d'une solution boriquée tiède. Le bouchon de cérumen ne tardera pas à se détacher.

## Hoquet

Sans doute, le hoquet n'est pas une maladie et même, en tant que symptôme, il n'offre, à part quelques exceptions, aucune gravité. Le hoquet persistant exigera les soins attentifs du médecin et, partant, son appel diligent; mais, dans les cas ordinaires, on essaiera de le faire cesser par un des moyens que nous indiquons.

Les procédés qui ont été successivement préconisés pour arrêter le hoquet sont légion et tout un ouvrage n'y suffirait qu'avec peine. La trivalité y coudoierait d'ailleurs d'un peu trop près la valeur sérieuse de ceux que nous nous contenterons de citer ici.

On placera sur le creux de l'estomac des compresses imbibées de chloroforme ou bien on fera, au même endroit, des pulvérisations d'éther. Les sinapismes, les vésicatoires, les ventouses, les pointes de feu pourront arrêter le hoquet si on les applique, comme plus haut, au niveau de l'estomac. La compression du poignet, la pression énergique de la pulpe du petit doigt contre celle du pouce, la pincée de sel ou le morceau de sucre vinaigré placé sur la langue ont eu, malgré leur bizarrerie, des défenseurs de marque comme Peretti, Pauzat et Ommegante.

Les physiologistes ont, d'ailleurs, donné des explications aux résultats obtenus par ces procédés.

Lépine, de Lyon, a préconisé l'extension de la langue hors de la bouche et Mathieu a recommandé de faire successivement 40 à 50 inspirations rapides et profondes.

# VII

## MALADIES INFECTIEUSES

Erysipèle. — Oreillons. — Scarlatine. — Rougeole. — Variole.
— Varicelle. — Vaccination. — Charbon. — Croup. — Fièvre
typhoïde. — Grippe. — Tétanos. — Rage. — Choléra. —
Paludisme. — Rhumatisme articulaire aigu.

### Érysipèle

Le malade qui va être atteint d'un érysipèle a des frissons, de la fièvre (sa température peut monter jusqu'à
40 degrés), un engorgement des ganglions du cou, une
fatigue générale, de la courbature, une perte de l'appétit
avec des nausées, des régurgitations et même des vomissements.

Bientôt apparaît sur la face, de préférence à l'angle
interne de l'œil ou aux ailes du nez, une plaque rougeâtre
surélevée, douloureuse, séparée du reste de peau saine par
un bourrelet nettement saillant sous le doigt. Elle s'agran-
dit tandis que pâlissent les espaces primitivement atteints.

La fièvre ne persiste pas avec la même intensité.
Elle diminue et disparaît après avoir opéré une chute
brusque ou graduelle. On voit alors la plaque érysipélateuse s'atténuer, pâlir et s'effacer.

Toutes les petites infections de la peau du visage peuvent
être la cause d'un érysipèle; aussi est-il nécessaire de cautériser à l'alcool fort tous les points d'acné qui ont la

tendance à apparaître aux ailes du nez et sur le pourtour des lèvres.

Une fois l'érysipèle déclaré, le malade sera isolé de tout contact familial dans une chambre spacieuse et bien aérée. Le linge qui lui aura servi sera mis dans un sac spécial et soumis à une désinfection sévère. Le malade sera tenu au lit, dans une position demi-assise avec des tampons boriqués sur les yeux pour éviter l'ophtalmie.

L'alimentation ne se composera que de bouillon, de lait, de limonade vineuse et de boissons acidulées. On s'abstiendra de viande, légumes ou fruits. Pas d'aliments, mais des boissons abondantes.

La plaque érysipélateuse sera enduite de vaseline boriquée, saupoudrée de poudre d'amidon, recouverte de compresses antiseptiques. On pourra employer les pulvérisations de sublimé chaud (à 1 p. 1 000), à la condition de protéger sérieusement les yeux. Récemment, on a préconisé les badigeonnages quotidiens avec le mélange suivant :

> Gutta-percha. . . . . . . . . . . . . . . . 10 grammes.
> Chloroforme. . . . . . . . . . . . . . . 90     —

Ces badigeonnages pourront être répétés trois fois dans la journée et l'on dépassera le bourrelet de trois centimètres.

Pour les pulvérisations, nous recommandons vivement la préparation suivante :

> Sublimé. . . . . . . . . . . . . . . . . . . 1 gramme.
> Acide tartrique. . . . . . . . . . . . . . 1     —
> Alcool à 90°. . . . . . . . . . . . . . . . 5 cmc.
> Ether. . . . . . . . . . . . .Q. S. p. 50 cmc.

Le malade atteint d'un érysipèle, surtout quand il s'agit d'un vieillard, est abattu, déprimé ; on lui donnera, alors, des stimulants comme le café, l'alcool, le quinquina, l'acétate d'ammoniaque.

Quand la fièvre persiste pendant longtemps, quand la température demeure très élevée, on peut demander aux bains froids de la diminuer. Ces bains seront à une température de 25 degrés et d'une durée de quinze minutes. On pourra en donner jusqu'à quatre par jour. On y joindra l'action combinée de l'antipyrine et de la quinine.

Pendant la convalescence, on fera sur la plaque d'érysipèle des frictions légères avec de la vaseline salolée à 1 p. 10 et des lavages antiseptiques avec une solution de sublimé à 1 p. 1 000.

L'alimentation sera progressive et on fera grand usage des toniques et des reconstituants (vins généreux, kola, quinquina, etc.).

Enfin, il sera nécessaire de désinfecter la literie et la chambre du malade avant de les livrer à un nouvel usage.


## Oreillons

Sous le terme d'oreillons, on entend une maladie infectieuse, épidémique et contagieuse ayant pour siège de prédilection les glandes salivaires.

C'est ordinairement pendant la jeunesse (de 5 à 25 ans) que cette maladie se déclare. Le microbe n'en est pas encore découvert, mais sa contagion et son épidémicité sont toutefois absolument certaines.

La maladie se déclare par des douleurs d'oreilles, de l'insomnie et des troubles des voies digestives qui durent vingt-quatre à quarante-huit heures. Une angine avec élévation de la température se développe parallèlement et l'on peut croire qu'il ne s'agit que d'une simple irritation de la gorge et des amygdales.

Mais, bientôt, le malade accuse une douleur très vive au niveau de l'orifice du conduit auditif externe.

Cette douleur irradie au niveau de l'articulation de la mâchoire dans la région du cou et sous le menton.

En une nuit, on voit alors survenir un gonflement de la glande parotide (de chaque côté de la mâchoire) qui oblige le malade à tenir la tête inclinée, lui rend la mastication pénible et douloureuse et peut même amener des troubles prononcés de la déglutition des aliments. La gorge est sèche, telle est la diminution de la sécrétion salivaire, et la soif vive.

Cette période d'état peut durer de sept à dix jours. Pendant tout ce temps, la fièvre persiste ainsi que l'accélération du pouls.

Le repos à la chambre est la première condition du traitement. Le froid doit être évité avec soin. Aucune autre personne ne devra pénétrer dans cette chambre, pendant les quinze jours que durera cet isolement, que la garde-malade qui, en y entrant, devra revêtir une blouse protectrice comme en portent les infirmières des hôpitaux.

On fera prendre au malade des grands lavages de bouche à l'eau boriquée tiède (30 p. 1 000). Ces lavages seront pris à l'aide d'un bock suspendu à 90 centimètres de hauteur et le malade tiendra la tête inclinée pendant qu'à l'aide de la canule, on promènera le jet sur les parois de la cavité buccale.

Dans les formes graves qui s'accompagnent de douleurs violentes, d'un gonflement extrême et d'une grande fièvre, avec mauvais état gastro-intestinal, on se contentera de donner au malade, pour tout régime, du lait, du bouillon et des boissons rafraîchissantes.

Dans les formes bénignes, un régime doux composé d'aliments légers (œufs peu cuits, cervelle, ris de veau, purée de légumes, compotes de fruits, riz au lait, pâtes alimentaires) pourra être instauré. On y ajoutera du thé léger contenant un peu d'alcool.

Quand le mauvais état gastro-intestinal apparaît au premier plan des symptômes, on administre au malade un purgatif léger, par exemple : 50 centigrammes de calomel, en deux paquets, qu'on prendra à jeun à vingt minutes d'intervalle. Durant toute la journée, on n'absorbera que des tisanes sucrées et des limonades.

Contre la fièvre, on prendra de l'antipyrine. L'antipyrine s'administre en cachets, mais souvent les enfants ne peuvent pas avaler les cachets. L'administration de ce médicament sera faite alors sous forme de potion. Voici une excellente formule de potion à l'antipyrine :

| | |
|---|---|
| Antipyrine. . . . . . . . . . . . . . . | 1 gramme. |
| Sirop de framboises. . . . . . . . . | 40 — |
| Eau distillée. . . . . . . . . . . . . | 120 — |

Une cuillerée à soupe de cette potion contient 10 centigrammes d'antipyrine. On dosera ainsi facilement la quantité d'antipyrine qu'on voudra donner.

La douleur des oreillons sera combattue en faisant un enveloppement ouaté de la glande qui accuse du gonflement (la parotide le plus souvent) et en faisant, trois fois par jour, des onctions avec une huile calmante.

Voici une formule d'huile qui nous a toujours donné de bons résultats :

| | |
|---|---|
| Huile de camomille. . . . . . . . . | 15 grammes. |
| Huile de jusquiame. . . . . . . . . | 15 — |

Pour la nuit, nous recommandons l'application de la pommade suivante :

| | |
|---|---|
| Iodure de potassium. . . . . . . . . | 1 gramme. |
| Extrait de ciguë. . . . . . . . . . . | 2 — |
| Vaseline. . . . . . . . . . . . . . . | 20 — |

Quand la fièvre très élevée s'accompagne d'une grande dépression du malade, la balnéation froide pourra être essayée. Mais c'est là un mode de traitement qui n'est pas sans gravité et il ne faudra s'y résoudre qu'après avoir écouté l'avis du médecin.

Enfin, pendant la convalescence, il faudra faire désinfecter la literie, les vêtements et le local.

## Scarlatine

A son début, la scarlatine ne se manifeste que par une inflammation des amygdales et de la gorge. Cette angine n'attire pas outre mesure l'attention du malade. Mais il s'y joint des frissons, de la fièvre, une disparition de l'appétit, des nausées, voire même des vomissements, de la diarrhée et, parfois, chez l'enfant, des convulsions. Il est donc manifeste que le malade se trouve sous le coup d'une infection qui, bientôt, va se caractériser par une éruption.

L'éruption de la scarlatine débute par le cou et les plis articulaires, elle recouvre la face sous la forme de traînées rougeâtres. Au tronc, elle est d'un rouge vineux, écarlate, sans interruption de peau saine et occasionne des démangeaisons.

Pendant ce temps-là, l'angine a persisté et toute l'arrièregorge est d'une coloration rouge qui gêne la déglutition. La langue est rouge vernissée, on dit qu'elle est framboisée. Les ganglions du cou présentent un certain engorgement.

Arrive la période de desquamation, l'éruption pâlit et on voit la peau se détacher, à la figure, sous forme d'écailles, au crâne par squames, aux membres par plaques, aux mains et aux pieds par lambeaux en doigts de gant.

Cette période de desquamation peut durer jusqu'à soixante-dix jours. Elle constitue la phase contagieuse de la maladie.

Pendant tout ce temps, les malades seront tenus isolés et soumis à une surveillance attentive de leur gorge et de leurs reins, à cause du danger des complications.

Les scarlatineux seront placés dans une chambre spacieuse, claire, aérée, qui sera privée de tentures, meubles étoffés et tapis. La température en sera maintenue à 18 degrés d'une façon constante.

Dès que l'éruption sera apparue, le malade prendra, chaque jour un bain à 35 degrés d'une durée de quinze minutes environ.

La gorge et la bouche seront lavées avec des solutions boriquées à 4 p. 100. Chez les enfants, ces irrigations seront difficiles à cause de la déglutition possible et il vaudra mieux avoir recours à des badigeonnages faits avec une solution de glycérine boriquée à 1 p. 8. Sur les lèvres, on mettra de la vaseline boriquée à 1 p. 10. Dans le nez, on placera des tampons de vaseline boriquée, de l'huile de vaseline boriquée ou de l'huile mentholée.

L'alimentation ne se composera que de lait, de limonades vineuses, de citronade, et le régime lacté sera de règle pendant au moins un mois. L'analyse des urines devra être faite méthodiquement pour pouvoir déceler l'albuminurie si elle venait à se manifester.

La convalescence sera sérieuse et longue. On évitera le froid, les excès alimentaires et l'on devra maintenir le régime lacté tant que la présence d'albumine sera constatée dans les urines.

Pour hâter la desquamation, le malade prendra des bains chauds amidonnés. La sortie ne sera faite qu'après une complète desquamation.

Enfin, quand le malade aura cessé d'être isolé, on fera désinfecter sa chambre et sa literie.

## Rougeole

En outre des frissons, des maux de tête et de la fièvre qui se rencontrent au début d'un grand nombre de maladies, le malade qui va être atteint de rougeole présente, fait caractéristique, un important catarrhe qui n'est pas sans attirer l'attention de la famille.

Il y a du catarrhe laryngé qui occasionne de la toux, du catarrhe nasal qui amène l'éternuement, du catarrhe des oreilles, enfin, qui est la source de bourdonnements.

Chez les enfants, on peut trouver des convulsions.

Les saignements de nez, la rougeur du voile du palais et l'engorgement des ganglions situés au-dessous de la mâchoire complètent les symptômes du début.

L'éruption apparaît vers le sixième jour, elle débute par la face pour s'étendre ensuite au cou, au tronc et aux membres. Elle est constituée par de petites papules roses et veloutées, séparées les unes des autres par des intervalles de peau saine. Elle ne dure que de trois à cinq jours.

La bronchite est fréquente à cette phase et le malade expectore des crachats épais et verdâtres. Chez les enfants, on rencontre fréquemment de la diarrhée.

Pour se protéger contre la rougeole, on fera bien, en temps d'épidémie, de se faire de fréquents lavages du nez, de la gorge et de la bouche.

Les rougeoleux seront isolés et placés dans une chambre spacieuse, aérée, dépourvue de meubles et de tentures. Les fenêtres, donnant à l'ouest ou au midi, seront ouvertes plusieurs fois le jour. La température y sera maintenue d'une façon constante à 18 degrés.

Le linge qui aura servi au malade sera placé dans un sac spécial pour être soumis à la désinfection.

Les narines, les yeux, les oreilles, la bouche seront quotidiennement lavés avec une solution boriquée. L'alimentation ne se composera que de lait, bouillon et limonades.

La laryngite de la rougeole sera traitée à l'aide d'inhalations d'eucalyptol, de teinture de benjoin, d'essence de thym et de lavande. La toux bronchitique sera amendée par l'application de ventouses sèches sur la poitrine et l'administration d'un looch blanc.

Dans les formes graves qui s'accompagnent de dépression, d'abattement et parfois même d'immobilité ou de délire, on pourra faire prendre, toutes les heures, une cuillerée à café de la potion suivante :

| | |
|---|---|
| Acétate d'ammoniaque. . . . . . . . | 1 gramme. |
| Extrait de quinquina. . . . . . . . . | 2 — |
| Sirop de menthe. . . . . . . . . . . | 30 — |
| Eau. . . . . . . . . . . . . . . . . | 70 — |

On y ajoutera les grogs, le café, les potions cordiales.

La desquamation se fait en même temps que la fièvre tombe. La peau a l'air d'être recouverte d'une farine qu'on met en évidence en frottant l'épiderme avec un morceau de drap noir.

La convalescence demande de grands soins de propreté et d'hygiène. Le malade évitera les refroidissements, les troubles gastro-intestinaux. C'est dire qu'au début tout au moins, les sorties seront rares et que son régime sera doux. Le séjour au bord de la mer est souvent fort utile.

Enfin, le malade s'obligera, pendant tout le temps de la desquamation, à des lotions savonneuses quotidiennes et à des grands bains.

Chez l'enfant, l'organisme, souvent débilité par la rougeole, sera suralimenté. Et, à la richesse alimentaire, on ajoutera des médicaments reconstituants comme le quinquina, l'huile de foie de morue et le sirop de raifort iodé.

## Variole

Le malade qui va présenter une éruption variolique accuse des frissons avec transpiration, nausées, vomissements, constipation ou diarrhée et surtout des douleurs de reins extrêmement intenses. La fièvre devient élevée et la température atteint 40 degrés.

Tous ces symptômes durent deux jours, puis tout disparaît pour faire place à l'éruption qui est complète en trente-six heures. Ce sont des papules rougeâtres, ombiliquées, disséminées sur les membres et sur le tronc, gagnant le visage et pouvant même s'étendre jusque sur les muqueuses en déterminant de la toux et une grande gêne de déglutition.

Au huitième ou neuvième jour de la maladie, apparaît la phase de suppuration : les papules sont devenues des pustules et il se forme de petites croûtelles jaunâtres et molles qui tombent bientôt.

Dans une autre forme de variole, les pustules peuvent s'ouvrir les unes dans les autres : c'est la variole confluente. Dès le début, cette variété se distingue de la précédente par une éruption scarlatiniforme, couleur lie de vin et qui dure deux jours.

Le visage est entièrement gonflé par les pustules, la peau est soulevée en masse et le malade dégage de ce fait une odeur repoussante. Les mains et les pieds se soulèvent comme la figure. Le malade a une fièvre très accusée, il présente même souvent du délire. La vie peut être mise en danger.

La peau tombe par grandes écailles, le visage fait peau neuve, mais il demeure cependant marqué d'une façon indélébile : c'est le visage « grêlé ».

Le varioleux sera maintenu isolé, pendant quarante jours, dans un local bien aéré, sans meubles ni tapisseries, dont la température sera maintenue à 18 degrés. Les médecins allemands ont conseillé récemment de ne laisser entrer dans les chambres des varioleux que des rayons rouges; on fera donc bien de garnir les fenêtres de carreaux rouges.

Chaque jour, les varioleux prendront un bain savonneux et des lavages boriqués de leurs narines, de leur gorge et de leurs yeux. Voici une formule pour les lotions des conjonctives :

> Acide borique. . . . . . . . . . . . .     15 grammes.
> Décoction de racine de guimauve.   500   —

La fièvre sera combattue par le chlorhydrate de quinine, les douleurs lombaires seront adoucies par le liniment chloroformé et l'application de ventouses.

A la phase de suppuration, on fera bien de faire des lotions de sublimé à 1 p. 1 000.

Dans la forme confluente, le malade sera soutenu avec des grogs, du champagne, de l'alcool, de l'extrait de quinquina, etc...

On tâchera de favoriser a chute des croûtes par des onctions à la vaseline et des bains savonneux. Pour atténuer les cicatrices, on fera des frictions avec une flanelle imbibée de la mixture suivante :

> Résorcine. . . . . . . . . . . . . . .     10 grammes.
> Glycérine. . . . . . . . . . . . . . .     50   —
> Savon blanc. . . . . . . . . . . . .    100   —

Pendant tout le cours de la maladie, le varioleux sera maintenu à la diète lactée à laquelle on ajoutera des boissons rafraîchissantes.

Quand la dernière croûtelle sera tombée, on désinfectera le linge, la literie et la chambre du malade.

La meilleure prophylaxie de la variole, c'est la vaccination et la revaccination systématique tous les six à huit ans.

## Varicelle

Fréquente dans les agglomérations d'enfants, la varicelle est une maladie contagieuse et bénigne. L'enfant présente une éruption de petites taches roses qui sont bientôt soulevées par une petite bulle remplie d'un liquide clair. Il y a un peu de fièvre et, en trois jours, la bulle s'est débarrassée de son liquide et la cicatrisation apparaît.

Le petit malade sera isolé à la chambre pendant une douzaine de jours et maintenu à la diète avec lait, bouillon léger et tisanes. Dès que la fièvre aura cessé, le régime se composera d'œufs battus et de viandes blanches bouillies. Souvent, il se déclare un peu d'embarras gastrique qu'on traitera par un purgatif à l'huile de ricin.

Les bulles seront saupoudrées avec un peu de poudre d'amidon. On en empêchera le grattage.

## Vaccination

La vaccination consiste à communiquer à l'homme une maladie infectieuse bénigne qui le préserve de la variole.

Pour vacciner, on fait vers le tiers supérieur du bras, préalablement lavé au savon, et avec une petite lancette trempée dans le vaccin, trois petites incisions distantes l'une de l'autre de 2 centimètres. L'incision doit être légère, ne doit pas faire couler le sang. C'est souvent à la faveur de la plus petite écorchure que la vaccination réussit le mieux.

On ne fera jamais la vaccination de bras à bras qui peut occasionner de graves accidents. Les instituts de vaccine ont toujours du vaccin disponible. Il suffit de leur en faire la demande.

Pendant les trois premiers jours, il y a simplement un peu de rougeur au niveau des piqûres. Vers le sixième jour, apparaît une petite papule, déprimée en son centre et qui renferme un liquide transparent. Elle est entourée d'une zone rougeâtre formant auréole.

Vers le huitième jour, la suppuration s'établit, il y a de la courbature, de l'engorgement des ganglions de l'aisselle qui sont durs, douloureux et roulent sous le doigt. Pendant les trois jours qui suivent, il y a de la dessiccation et, vers le quatorzième ou quinzième jour, la croûte tombe laissant à sa place une petite cicatrice blanchâtre et indélébile.

Pendant tout ce temps, on se contentera de placer sur le bras un peu de gaze aseptique et de coton hydrophile pour protéger la petite lésion contre les infections secondaires.

## Charbon

Le malade atteint de charbon présente au cou, à la face ou aux mains, là où le microbe a trouvé sa porte d'entrée, une vésico-pustule, qui est la cause d'une grande démangeaison, et qu'entoure un œdème constant.

L'état général devient franchement mauvais. Il y a des nausées ou des vomissements. Le pouls est petit, irrégulier, arythmique. La fièvre est persistante et s'accompagne d'une sensation de lassitude. Enfin, la respiration est difficile, il y a de la suffocation et le malade devient noir violet. Les urines peuvent être rares, la peau est froide et insensible.

Dès que la pustule charbonneuse se sera manifestée, il faudra la toucher au thermocautère et, autour d'elle, on fera, sous la peau, à l'aide d'une seringue de Pravaz, comme celle dont se servent les morphinomanes, une injection de 20 gouttes de la solution suivante :

| | |
|---|---|
| Iode métallique. . . . . . . . . . . . . | 0 gr. 50 |
| Iodure de potassium. . . . . . . . . . | 0 gr. 50 |
| Eau distillée. . . . . . . . . . . . . . . | 100 grammes. |

Sous la peau du ventre ou de la cuisse, on pourra faire une injection de sérum artificiel d'un demi-litre à un litre et demi.

On soutiendra les forces du malade à l'aide de vins généreux, de thé, de café, de grogs et par un régime fortifiant : viande crue, sucre, graisse, laitage, œufs, cervelle et purée de pois ou de lentilles.

Le malade sera isolé, on désinfectera soigneusement le local qu'il aura occupé et les objets dont il se sera servi. On brûlera tous les pansements qui auront été affectés à son usage.

Les professions qui exposent au charbon sont celles de cultivateur, de berger, de boucher, de corroyeur, de tanneur, de vétérinaire et d'équarisseur.

De grands soins devront être pris dans le but d'effectuer la prophylaxie du charbon. Les animaux qui seront morts du charbon seront enfouis à une profondeur minime de 3 mètres et ils seront recouverts de chaux. Les laines qui pourraient avoir été recueillies sur ces animaux seront soigneusement ébouillantées.

Enfin, les individus qui appartiennent aux professions que nous avons énumérées plus haut devront avoir grand soin de toujours bien opérer l'occlusion de leurs plaies cutanées et de cautériser aussi vite que possible les morsures venant d'animaux suspects. Car le microbe qui occasionne le charbon pénètre dans l'organisme à la faveur d'une petite ulcération cutanée.

## Croup

Quand on examine la gorge d'un malade atteint de croup, on la voit tapissée de « fausses membranes » qui gênent considérablement la respiration et peuvent même occasionner l'asphyxie.

La fausse membrane a une couleur grisâtre, elle s'étend d'une façon plus ou moins continue sur la muqueuse et se trouve composée par de la fibrine tenant emprisonnée dans ses mailles du pus et le microbe de la diphtérie, quand il s'agit d'un croup diphtéritique.

La toux est le premier symptôme qui se manifeste; elle est petite, quinteuse. La voix devient rauque et s'éteint. L'inspiration est sifflante, l'expiration pénible, prolongée. Les crachats, quand le malade est d'âge à en rejeter (l'enfant âgé de moins de sept ans ne crache pas), contiennent des fausses membranes. Les ganglions du cou sont engorgés, ce qui, d'ailleurs, n'est pas un mauvais signe.

Le malade atteint ou même seulement soupçonné de croup sera tenu isolé pendant au moins trois à quatre semaines. Il sera placé pour cela dans un local spacieux, aéré, dont la température sera maintenue à 18 degrés et où seront faites des vaporisations aromatiques de thymol, d'eucalyptol et de teinture de benjoin. Tout ce qui aura touché au malade sera désinfecté avec une solution de sublimé à 1 p. 1 000.

Le régime se composera de bouillon, potages, laitage, œufs et jus de viande. On soutiendra le malade par des boissons excitantes : vin, café, thé, grogs, et par des lavements alimentaires contenant une à deux cuillerées à café de peptone.

Voici une formule de lavement à la peptone :

Peptone sèche. . . . . . . . . Une cuillerée à café.
Jaune d'œuf. . . . . . . . . N° 1.
Laudanum. . . . . . . . . . II gouttes.
Lait. . . . . . . . . . . . . 1/2 verre.

L'injection du sérum antidiphtéritique sera faite sous la peau du flanc. Elle sera de 20 cmc. le premier jour, de 10 cmc. le deuxième jour et de 5 cmc. le troisième jour. Sous l'effet de la première injection, on voit souvent les fausses membranes fondre comme la neige au soleil. Pour les enfants âgés de moins de deux ans, on injectera 1 cmc. par mois d'âge.

Quand il y a menace d'asphyxie, le tubage ou la trachéotomie deviennent nécessaires. Le médecin sera seul juge de leur opportunité. Il en sera l'opérateur.

L'antisepsie de la gorge sera continuée longtemps après la disparition des fausses membranes. Le malade sera placé à la campagne; un séjour dans la montagne ou sur les bords de la mer ne pourra que lui être profitable. Il sera suralimenté et on lui donnera des toniques et des reconstituants. Il prendra, par exemple, toutes les heures, une cuillerée à soupe de la potion suivante :

```
Extrait mou de quinquina. . . .      3 grammes.
Teinture de cannelle. . . . . . .      5    —
Julep gommeux. . . . . . . . . . .   200    —
```

Enfin, on fera une désinfection sévère des locaux habités par le malade durant sa maladie et des ustensiles qui auront servi à son usage. Le lit sera lavé avec une solution de sublimé à 2 p. 1 000; les murs et le parquet seront soumis à des pulvérisations ou, mieux, à des brossages phéniqués; l'air de la chambre sera soumis à l'acide sulfureux (en brûlant un morceau de soufre dans cette pièce dont les interstices auront été soigneusement obstrués). Enfin, les vêtements, la literie seront passés à l'étuve.

Dans un but prophylactique, il sera bon de faire une antisepsie rigoureuse de la gorge et du nez des enfants atteints de rougeole, de scarlatine ou autre. Cette antisepsie sera faite à l'aide de badigeonnages faits avec le collutoire suivant :

```
Acide salicylique. . . . . . . . .   0 gr. 50 à 1 gr.
Alcool. . . . . . . . . .Q. S. p. dissoudre.
Glycérine. . . . . . . . . . . . ,   20 grammes.
```

Chaque fois qu'une angine paraît suspecte à cause de la coloration des fausses membranes qui apparaissent sur la gorge, on fera une injection de sérum antidiphtérique. La quantité à injecter sera de 5 cmc. pour un enfant âgé de moins de dix ans, de 10 cmc. pour un enfant âgé de plus de dix ans, et de 20 cmc. pour un adulte. On pourra renouveler cette injection au bout de trois semaines.

## Fièvre typhoïde

Depuis que la vulgarisation des principes de l'hygiène a fait connaître l'avantage de l'eau bouillie dans l'alimentation, les agglomérations urbaines ne sont plus décimées autant que jadis par la fièvre typhoïde. Ce n'est pas à dire pourtant que cette maladie n'existe plus. Trop souvent, pendant les mois d'été, l'emploi d'une eau contaminée amène une recrudescence de fièvre typhoïde dans les casernes et les villes.

La fièvre typhoïde s'installe avec tout un cortège de symptômes qui sont : la prostration, les maux de tête, les vertiges, l'insomnie, la diarrhée, les saignements de nez et la fièvre. Celle-ci est graduellement ascendante et la température s'élève jusqu'à 40 degrés.

Au bout d'environ une semaine, la fièvre typhoïde est en pleine période d'état. Le malade présente une langue rôtie, fendillée. Ses selles sont liquides, fétides, fréquentes, jaunâtres. Le ventre est augmenté de volume et présente, dans le flanc droit, un gargouillement douloureux.

Le typhique a l'air triste, abattu, hagard, ses traits sont tirés, il ne réagit pas aux excitations venues de l'extérieur. Il est immobile, atone ; son aspect est saisissant. La nuit n'est pas occupée par le sommeil et, fréquemment, le malade délire. Les urines sont rares et foncées. La respiration est difficile Le pouls est rapide et la fièvre se maintient à 40 degrés.

Si l'évolution de la fièvre typhoïde marche vers la guérison, la température baisse, le malade prend meilleure mine, tous les symptômes s'amendent et les forces reviennent. Cependant, pendant sa convalescence, le typhique peut encore avoir la fièvre, il peut accuser des palpitations et manifester une tendance à la syncope. Il y a quelquefois une chute des cheveux et une perte de la mémoire.

Dès qu'on sait qu'on a affaire à une fièvre typhoïde, il faut soumettre le malade à la balnéation. Les bains seront froids (25 degrés), d'une durée de douze à quinze minutes, et suivis d'un enveloppement dans une couverture de coton. On en donnera quatre à six dans l'espace de vingt-quatre heures. La transpiration abondante et la faiblesse du cœur seront des contre-indications formelles.

On pourra aussi se servir de bains chauds, inférieurs seulement de 2 degrés à la température du corps et ramenés progressivement à la température de 30 degrés. Cette dernière méthode sera celle qu'on appliquera aux personnes âgées de quarante à cinquante ans.

Les malades âgés de plus de cinquante ans ne prendront pas de bains. Quant aux enfants, l'application d'un drap mouillé pendant dix minutes sera suffisante.

Chez les vieillards comme chez beaucoup d'autres typhiques moins âgés, c'est le cœur qu'il faut soutenir avec la caféine en injections (1) ou en potions. Contre la dépres-

---

(1) Nous avons déjà donné une formule pour les injections sous-cutanées de caféine. Nous croyons bon de rappeler celle-ci :

Caféine . . . . . . . . . . . . . . . . . . . . . . 2 gr. 50
Benzoate de soude. . . . . . . . . . . . . . . . . 2 gr. 50
Eau distillée. . . . . . . . . . . . . . Q. S. p. 10 cmc.

Un centimètre cube contient 25 centigrammes de caféine.

sion nerveuse, l'alcool en quantité, le sirop d'éther, les boissons excitantes (thé, café, champagne) seront largement
employés.

On essayera de diminuer la diarrhée par le salicylate
de bismuth et de modérer le délire par l'opium. Les cachets
suivants ont l'avantage de s'adresser à la fois à la fièvre
et à la diarrhée :

> Sulfate de quinine. . . . . . . . . . . o gr. 25
> Salicylate de bismuth. . . . . . . . . o gr. 75

Pour un cachet. En prendre trois semblables par jour.

Le typhique sera isolé dans une chambre spacieuse, aérée,
d'une température constante de 18 degrés et meublée de
deux lits (pour les bains et la toilette). La propreté du
corps sera très soignée. Le linge sera passé au sublimé ou
à l'étuve. Les matières fécales seront arrosées d'un lait de
chaux à 4 p. 1 000 et enfouies à un mètre de profondeur
(si l'on est à la campagne).

Pendant tout le temps que durera la fièvre, le malade ne
s'alimentera qu'à l'aide de boissons (4 litres) comme la
limonade vineuse, le bouillon dégraissé, le lait, le café, la
décoction d'orge. Quand la fièvre sera tombée, le régime
se composera de potages au tapioca, de riz, de crèmes.

Dans la période de convalescence, l'alimentation sera
faite à l'aide de cervelle, d'œufs, de poisson. Quand il se
sera passé une semaine à partir de la disparition de la
fièvre, le malade pourra prendre un peu de viande blanche,
de viande rôtie et de mie de pain. Mais, à la moindre élévation nouvelle de la température, le régime lacté exclusif
devra de nouveau être appliqué.

La désinfection du local, de la literie et des effets du
malade sera faite comme à la suite de toutes les maladies
infectieuses dont nous avons parlé jusqu'alors.

### Grippe

La grippe s'annonce par du malaise, une profonde lassitude, des douleurs dans les membres, des frissons, de la fièvre et du mal de tête.

Peu à peu, les symptômes s'accentuent. Le malade éprouve une lassitude et une prostration qui le rendent incapable de la plus élémentaire besogne. Il ressent des douleurs dans les muscles du dos, de la nuque, de l'abdomen. Le mal de tête est persistant et occupe surtout les régions frontale et occipitale. La fièvre s'accompagne de grands frissons. Elle augmente la nuit et diminue le matin, alors que le malade souffre de sueurs profuses.

Enfin, toutes les muqueuses sont le siège d'une inflammation extrêmement vive et le malade présente de l'angine, du coryza, du larmoiement, de la trachéite, de la bronchite et des troubles digestifs.

L'un de ces symptômes peut être prédominant et donner lieu ainsi à une forme différente de grippe.

La grippe étant une maladie épidémique, la première condition à observer, quand on veut la fuir, est d'abord d'éviter le contact des malades qui en sont atteints. On évitera également le froid et le surmenage. L'antisepsie des voies nasales, de la bouche et de la gorge sera minutieuse, quotidienne. Les vieillards, les tuberculeux, les diabétiques, les malades qui souffrent des reins ou du cœur seront spécialement protégés à cause de la gravité particulière que la grippe revêt chez eux.

Dès que la maladie sera déclarée, on isolera le grippé dans une chambre spacieuse, aérée et dont la température sera maintenue constante à 18 degrés. Le repos au lit sera absolu et l'on effectuera des lavages de la bouche, de la gorge et du nez à l'aide d'une eau boriquée tiède à 20 p. 1 000.

On badigeonnera la gorge des enfants avec un collutoire mentholé.

L'alimentation se composera de potages, d'œufs, de crème. Les boissons chaudes seront données en grande abondance et se composeront de lait, bourrache, tilleul, café, thé et grogs.

La médication sera fonction de la forme et de l'intensité de la grippe.

S'il s'agit d'une forme légère, la quinine associée à l'antipyrine et administrée en cachets sera suffisante.

Quand le malade manifeste surtout des symptômes pulmonaires, on calmera d'abord la toux fatigante à l'aide d'un sirop de codéine auquel on ajoutera quelques gouttes (15 à 30) d'alcoolature de racines d'aconit et de teinture de belladone. On luttera contre la congestion avec des révulsifs : application de ventouses sèches ou scarifiées, de cataplasmes sinapisés. Le sirop d'ipéca fera aussi très bien.

L'expectoration est parfois très abondante. On essaiera de la diminuer avec des inhalations d'eucalyptus et de teinture de benjoin.

Si la grippe se manifeste surtout par des phénomènes d'ordre digestif, on combattra les vomissements par l'administration de champagne et de lait glacé et par l'eau chloroformée. L'embarras gastrique nécessitera l'emploi du calomel à dose purgative (1 gramme) et celui des lavements tièdes. Le benzonaphtol fera aussi très bien en agissant comme antiseptique intestinal. La diarrhée, enfin, sera justiciable de l'élixir parégorique.

Chez les vieillards, on aura recours aux excitants et aux toniques actifs (alcool, quinquina, éther, caféine).

La convalescence du malade qui vient d'avoir la grippe sera longue et très surveillée.

On évitera, avant tout, le froid, par crainte d'une rechute

possible ou d'une pneumonie. On luttera contre le manque d'appétit et la paresse stomacale par des amers.

Enfin, on tâchera d'éviter la dépression nerveuse par une médication reconstituante à base de phosphate de chaux et de kola, par l'hydrothérapie méthodiquement administrée et par la suralimentation.


## Tétanos

Les cultivateurs, les équarrisseurs, les garçons de ferme sont sujets à cette maladie qui se caractérise surtout par la contracture musculaire persistante et douloureuse. La terre est, en effet, le milieu où le microbe du tétanos se trouve le plus répandu.

Le malade atteint de tétanos a de la contracture des mâchoires avec de la raideur de la nuque et une expression sardonique du visage. La contracture généralisée à tout un groupe de muscles donne au corps des attitudes diverses C'est ainsi que le malade a une attitude en « barre de fer », pelotonnée ou en arc.

Par suite de cette immobilité douloureuse, il y a une grande difficulté pour avaler, pour respirer. Les sueurs sont abondantes, les urines rares, la température fort élevée. Et, malgré cela, l'intelligence est intacte.

Dès que le tétanos est déclaré, ce qu'on reconnaît parfois aux spasmes qui apparaissent au niveau de la plaie, il faut isoler le malade, le laisser dans l'obscurité, le silence, lui faire un enveloppement ouaté de tout le corps et le maintenir dans une immobilité absolue.

L'alimentation sera faite à l'aide du bouillon, du lait et des œufs. Si la contracture des mâchoires ou la difficulté pour avaler rendait l'alimentation par la bouche impossible ou dangereuse (asphyxie), il faudrait avoir recours aux lavements alimentaires.

La médication à employer doit être à base de bromure de potassium et de chloral, soit en lavement, soit en potion :

> Bromure de potassium. . . . . . . .  10 grammes.
> Hydrate de chloral. . . . . . . . . .  15  —
> Sirop de framboise. . . . . . . . .  60  —
> Eau distillée. . . . . . . . . . . .  250  —

Une cuillerée à bouche toutes les heures.

En injections hypodermiques, on pourra se servir de la morphine :

> Chlorhydrate de morphine. . . . . .  0 gr. 10
> Eau distillée. . . . . . . . . . . .  10 grammes.

En injecter 4 à 5 cmc. par jour.

Quant à l'injection de sérum antitétanique, elle sera plus préventive que curative. Aussi conseillons-nous de l'employer dans tous les cas de plaie souillée de terre, ou de morsure de cheval.

## Rage

Le microbe de la rage n'est pas découvert, mais ce que l'on sait, c'est que la rage se transmet par la morsure d'un animal enragé.

La maladie peut demeurer latente pendant plusieurs semaines ou même plusieurs mois. Dès qu'elle s'est déclarée, le malade accuse des idées noires, devient mélancolique, sombre, taciturne. Ses nuits sont troublées par des cauchemars. Le moindre attouchement est douloureux, il y a de l'hydrophobie, des convulsions épileptiformes et une fièvre qui peut faire monter la température jusqu'à 40 degrés. Souvent, il y a une excitation intellectuelle violente et des idées de suicide.

Dès qu'on a été la victime d'une morsure suspecte, il faut de suite lier fortement le membre au-dessus de la plaie, faire de celle-ci des lavages antiseptiques répétés et énergiques et en faire une cautérisation profonde avec un fer rouge.

Sans aucun retard, on gagnera un institut Pasteur pour y être soumis à une vaccination antirabique. Celle-ci aura pour effet de diminuer la virulence du virus qui pourrait être un danger de mort s'il n'était ainsi atténué.

Le malade sera placé dans l'obscurité et l'on fera le silence autour de lui. La morphine, en injections sous-cutanées, et le chloral, en lavement, constitueront la base de la médication. Mais le seul traitement est la vaccination antirabique.

## Choléra

Le choléra n'est pas une maladie de nos contrées et l'on ne compta guère, en France, pendant le XIX° siècle, que six grandes épidémies.

La maladie débute par une diarrhée intense et les selles prennent bientôt un aspect séreux, riziforme. Elles sont accompagnées de crampes douloureuses, de vomissements et d'une soif très vive. Si la maladie évolue vers une issue fatale, le malade devient froid et la mort survient.

Le cholérique sera isolé dans une pièce bien aérée, munie de deux lits (pour la toilette). La diète sera absolue et le malade ne prendra que des boissons abondantes et alcoolisées : thé au rhum, café, alcool, champagne.

Au moment de la diarrhée du début, on donnera, toutes les heures et demie, un demi-verre de la potion suivante :

| | | |
|---|---|---|
| Alcoolat de citron. | 2 | grammes. |
| Elixir parégorique. | 5 | — |
| Acide lactique. | 10 | — |
| Sirop de sucre. | 200 | — |
| Eau. | 800 | — |

Contre les vomissements, on donnera de l'eau de Seltz, des limonades glacées, du champagne frappé, du sirop d'éther et de l'eau chloroformée.

Si le malade tend à se refroidir, on s'efforcera de le réchauffer avec des boissons chaudes, des boules chaudes, des sachets de sable chaud qu'on placera le long de son corps, des injections de caféine pour éviter la défaillance du cœur et des injections de sérum artificiel sous la peau du ventre. Voici la formule de ce sérum qu'on trouve, d'ailleurs, dans toutes les pharmacies et qu'on fera bien de toujours avoir sous la main :

| | |
|---|---|
| Chlorure de sodium pur. . . . . . | 5 grammes. |
| Sulfate de soude cristallisé. . . . | 10 — |
| Eau distillée. . . . . . . . . . | 1000 — |

On le chauffera à 40 degrés et on en injectera 500 grammes.

L'alimentation de la convalescence sera prudente (lait, bouillon dégraissé). Il faudra désinfecter sérieusement la literie, le local et le linge du malade (étuve, solution de sublimé à 1 p. 1000). Les selles du cholérique seront désinfectées avec une solution de sulfate de fer à 1 p. 10 avant d'être rejetées.

En temps d'épidémie, il faut s'interdire les fruits, les légumes crus et l'eau qui n'a pas été bouillie.

## Paludisme

L'accès de fièvre qui caractérise le paludisme peut apparaître quotidiennement, ou bien seulement tous les deux ou trois jours. Il a lieu entre midi et minuit, et ceci sert à différencier l'accès de la fièvre intermittente de celui de la tuberculose ou des suppurations qui ne commence que le soir.

On essaiera d'éviter l'accès de fièvre par l'administration, six à huit heures avant son début habituel, d'une dose de sulfate de quinine qu'on pourra prendre en cachet, suppositoire ou lavement. La dose de quinine pour les adultes sera de 0 gr. 80 à 1 gr. 50; pour les enfants, de 10 centigrammes par année d'âge.

Quand le paludisme amène de l'hématurie, le régime lacté absolu est de rigueur, on y ajoute l'administration de boissons alcalines (eau contenant du bicarbonate de soude) et l'application de ventouses sur les reins. .

C'est toute l'hygiène des pays chauds qu'il faudrait faire pour traiter la prophylaxie du paludisme. Qu'il nous suffise de dire qu'on devra s'abstenir de voyager la nuit dans les régions où le paludisme est à l'état endémique, qu'on y devra boire de l'eau bouillie et prendre de la quinine, comme médication préventive.

Pendant l'accès, le régime ne se composera que de bouillon, de lait, de boissons chaudes stimulantes (thé, tilleul, café). Entre les accès, le paludéen devra se suralimenter et prendre des fortifiants, des toniques. Par exemple, il prendra, après chaque repas, une cuillerée à soupe du vin suivant :

Arséniate de soude. . . . . . . . . . .      0 gr. 10
Vin de quinquina. . . . . . . . . . .      300 grammes.


## Rhumatisme articulaire aigu

A la suite d'un surmenage physique, d'un refroidissement, d'un séjour prolongé dans un milieu humide, une personne, jusque là en bonne santé, se plaint de douleurs vagues et généralisées. Puis, soudainement, du jour au lendemain, une articulation devient particulièrement douloureuse. Elle est augmentée de volume, déformée, la peau est rouge, luisante et le moindre attouchement provoque une douleur intense.

C'est ordinairement le genou qui est ainsi pris au début, mais toutes les autres articulations sont bientôt envahies.

Le malade est pâle, il ne peut dormir, ses sueurs sont abondantes, sa langue est chargée, son appétit disparu, ses urines peu abondantes, sa température élevée (39 à 40 degrés) et son pouls rapide (peut atteindre 100).

Comme les complications du rhumatisme sont fréquentes et portent surtout sur le cœur, il faut prodiguer des soins attentifs au rhumatisant.

L'articulation endolorie sera immobilisée avec soin et on lui fera des applications de baume tranquille, de teinture d'iode, de pointes de feu ou du liniment suivant :

    Laudanum. . . . . . . . . . . . . . . . 10 grammes.
    Chloroforme. . . . . . . . . . . . . . . 10    —
    Huile de jusquia...e. . . . . . . . . . 10    —

Les badigeonnages avec une pommade au salicylate de méthyle et l'enveloppement consécutif avec de la ouate et une toile caoutchoutée sont aussi à conseiller :

    Salicylate de méthyle. . . . . . . . . 10 grammes.
    Vaseline. . . . . . . . . . . . . . . . 40    —

Cette pommade sera suffisante pour trois applications. Le salicylate de méthyle étant d'une évaporation rapide, il ne faut pas oublier de recouvrir le pansement avec la toile caoutchoutée.

A l'intérieur, on donnera du salicylate de soude en potion. Par exemple, on prendra, toutes les deux heures, une cuillerée à soupe de la potion suivante :

    Salicylate de soude. . . . . . . . . . 6 grammes.
    Sirop d'écorce d'orange amère. . . 60    —
    Eau. . . . . . . . . . . . . . . . . . 60    —

Après la disparition des douleurs, on diminuera le salicylate de soude d'un gramme par jour. Dans les cas de lésion cardiaque avancée, de néphrite ou de grossesse, on s'abstiendra de ce médicament.

Le régime se composera de lait, de bouillon, d'œufs; le régime lacté presque complet est le plus recommandable. Les boissons seront abondantes et le rhumatisant boira des tisanes de chiendent, d'orge, de stigmates de maïs ou de queues de cerises; il s'abstiendra, par contre, de thé, de café et d'alcool.

Quand le rhumatisme aura atteint le cœur, — le médecin seul pourra certifier l'existence de cette complication, — il faudra faire de la révulsion dans la région du cœur à l'aide de ventouses sèches, de petits vésicatoires volants, d'applications de glace.

Le rhumatisme cérébral, qui se reconnaît à des douleurs de tête atroces, à de l'excitation délirante et à une fièvre élevée, nécessitera l'usage des bains froids comme dans la fièvre typhoïde.

Pendant la convalescence, on prendra du sirop d'iodure de fer et des bains sulfureux.

Les reconstituants comme le quinquina, l'huile de foie de morue, l'arsenic empêcheront le rhumatisme de s'installer chez le malade et de devenir chronique. On prendra, par exemple, après chaque repas, une cuillerée à soupe du sirop suivant :

Arséniate de soude. . . . . . . . . . .    o gr. 10
Sirop de quinquina. . . . . . . . . .    300 grammes.

# VIII

# EMPOISONNEMENTS ET INTOXICATIONS

Empoisonnement par le mercure ; le plomb ; l'arsenic ; l'oxyde
de carbone ; l'alcool ; les champignons ; les produits alimentaires ; les médicaments ; le venin de serpents.

## Empoisonnement par le mercure : hydragyrisme

Dans les cas d'empoisonnement lent, comme c'est le cas
pour l'empoisonnement professionnel qu'on rencontre chez
les chapeliers et les miroitiers, un des premiers signes en
date est l'inflammation des gencives.

Il faut de suite faire disparaître les causes d'empoisonnement et réagir localement par les lavages de la
bouche et le brossage des dents avec des solutions boriquées ou chloratées :

> Chlorate de potasse. . . . . . . . 8 grammes.
> Eau. . . . . . . . . . . . . . . . . . . 150      —

S'il y a des ulcérations des gencives, on les badigeonnera légèrement avec une solution de glycérine iodée à
1 pour 8.

Si l'on ne prend pas de précautions à cette phase de l'intoxication, le malade devient pâle, il a des palpitations,
une perte de l'appétit, de la diarrhée, une éruption plus ou
moins intense qui peut n'occuper que la face interne des
cuisses, mais qui peut aussi s'étendre à tout le corps, même

à la face. Les dents se dépolissent, deviennent rugueuses, striées et peuvent même se déchausser.

Le malade intoxiqué par le mercure gardera le repos, mènera une vie au grand air et prendra un bain tous les deux jours. Comme boisson, il ne boira que du lait. Comme médication, il prendra de l'iodure de potassium à la dose de 1 gramme par jour et, chaque soir, une cuillerée à café de la poudre suivante :

> Crème de tartre. . . . . . . . . . . . . .  20 grammes.
> Soude. . . . . . . . . . . . . . . . . . .  20      —
> Magnésie. . . . . . . . . . . . . . . . .  20      —

Dans le cas d'ingurgitation de sublimé, il faut immédiatement faire un lavage de l'estomac ou donner un vomitif (ipéca). L'estomac une fois vidé par le jeu de la pompe stomacale ou du lavage d'estomac, on fera prendre au malade de l'eau albumineuse en grande abondance.

L'eau albumineuse se prépare en battant quatre blancs d'œufs dans un litre d'eau.


## Empoisonnement par le plomb : saturnisme

Le saturnisme se manifeste par des coliques douloureuses, exaspérantes, continues, qui s'accompagnent d'une constipation opiniâtre et de vomissements. Le ventre est dur et rétracté. L'haleine est fétide, le facies jaune pâle. Sur les gencives, on aperçoit un liséré bleuté. Les glandes salivaires peuvent être enflammées et douloureuses à la pression. Enfin, les muscles peuvent s'atrophier, se paralyser, et l'on rencontre parfois des troubles nerveux et mentaux.

Le saturnin vivra une vie au grand air, il prendra des douches, des frictions et il se soumettra à un régime lacto-végétarien. Il s'efforcera d'éliminer le plomb qu'il détient dans ses tissus : 1° par la bile, en prenant des cachets de calomel ou bien un mélange de miel et de soufre; 2° par la peau, en prenant un bain sulfureux tous les deux jours; 3° par les reins, en prenant chaque jour une cuillerée à soupe du sirop suivant :

> Iodure de potassium. . . . . . . . 10 grammes.
> Sirop d'écorce d'orange amère. . . 150 —

L'anémie sera combattue par un sirop d'iodure de fer.

Contre les coliques de plomb, on usera de suppositoires pour calmer les douleurs :

> Extrait de belladone. . . . . . . . o gr. 02
> Extrait d'opium. . . . . . . . . . o gr. 02
> Beurre de cacao, . . . . . . . . . 5 grammes.

Pour un suppositoire.

Les cataplasmes de farine de lin bien arrosés de laudanum seront également très utiles pour atténuer les douleurs des coliques.

La constipation sera vaincue à l'aide de l'eau-de-vie allemande :

> Eau-de-vie allemande. . . . . . . . 15 grammes.
> Sirop de nerprun. . . . . . . . . . 15 —

prise le matin, à jeun, ou bien par l'administration quotidienne d'un verre d'huile d'olive.

Les troubles de l'estomac seront améliorés par le régime lacté et l'eau de Vichy.

L'inflammation des gencives nécessitera l'emploi de gargarismes au chlorate de potasse :

> Chlorate de potasse. . . . . . . . 8 grammes.
> Sirop de framboises. . . . . . . . 30 —
> Eau. . . . . . . . . . . . . . . . 150 —

L'empoisonnement par le plomb peut n'être qu'accidentel et consécutif à l'absorption du gibier qui avait conservé les grains de plomb du chasseur, de conserves venant de boîtes soudées, d'une eau maintenue dans des vases de plomb ou d'une habitation dans des chambres neuves peintes à la céruse. Chez les enfants, l'intoxication par le plomb est parfois consécutive à l'usage de trompettes à embouchure de plomb.

Le saturnisme se rencontre, à l'état chronique, chez tous les ouvriers qui sont exposés, de par leur profession, à se servir de plomb (peintres, typographes).

## Empoisonnement par le phosphore

Le malade qui vient d'être la victime d'un empoisonnement par le phosphore possède une haleine qui a une forte odeur d'ail et qui peut même être phosphorescente dans l'obscurité comme les matières rendues par les vomissements et les selles diarrhéiques.

Chez le malade qui vient d'absorber du phosphore ou un produit phosphoré, on donnera un vomitif ou bien on pratiquera un lavage de l'estomac. L'antidote est l'essence de térébenthine à la dose de 2 à 4 grammes par jour (en capsules). On ne prendra pas de purgatif huileux, mais, au contraire, le sulfate de magnésie à la dose de 25 à 30 grammes.

Le malade se mettra au repos, à la campagne, et suivra, pendant longtemps, un régime lacto-végétarien et une médication à base de fer et de quinquina :

<pre>
Arséniate de fer. . . . . . . . . . .   o gr. 20
Extrait de noix vomique. . . . . .   o gr. 50
Extrait de rhubarbe. . . . . . . .   2 gr. 50
Extrait de quinquina. . . . . . . .   5 grammes.
Extrait de kola. . . ` . . . . . .   5    —
Poudre de kola. . . . . Q. S. pour 100 pilules.
</pre>

Prendre 4 pilules par jour.

L'empoisonnement par le phosphore peut être rencontré chez des ouvriers travaillant dans la confection des allumettes. Il peut aussi se remarquer, d'une façon accidentelle, par exemple, à la suite d'absorption de pâtes à rats ou de décoction d'allumettes (25 allumettes contiennent une dose de phosphore suffisante pour amener la mort).

## Empoisonnement par l'arsenic

L'arsenic est un poison dangereux : dix centigrammes d'acide arsénieux forment une dose mortelle. Une demi-heure après l'absorption du poison, les symptômes de l'empoisonnement commencent à se manifester par des douleurs d'estomac, une saveur âcre dans la bouche, des nausées et des vomissements, une diarrhée avec des selles qui paraissent contenir des grains de riz, des palpitations, des crampes, des vertiges et parfois des convulsions.

Il est nécessaire de vider l'estomac aussi vite que possible, à l'aide d'un lavage d'estomac. Si l'on ne peut effectuer ce lavage, on fera vomir le malade avec de l'ipéca; puis, on donnera de l'eau albumineuse (4 blancs d'œufs pour un litre d'eau), et de la magnésie pendant plusieurs jours :

Hydrate de magnésie. . . . . . . . o gr. 50
Poudre de rhubarbe. . . . . . . . . o gr. 25

Pour un cachet; trois par jour.

La convalescence se fera à la campagne, elle se composera d'un repos absolu, d'un régime lacté, de toniques, de pratiques hydrothérapiques.

## Intoxication par l'oxyde de carbone

L'oxyde de carbone est toxique quand sa proportion, dans l'air, dépasse *un pour cent*. Si l'intoxication survient pendant le sommeil, la mort survient comme en un rêve, le malade ne se réveille pas avant de mourir, la mort continue son sommeil. Bien souvent, alors, il faut incriminer le mauvais tirage des poêles et des cheminées.

Quand l'intoxication survient pendant que le malade a toute sa conscience, elle s'accuse par des maux de tête violents, des vomissements, un dérobement des jambes, des palpitations, de la gêne pour respirer.

Le mieux est de transporter le malade au grand air, de lui faire respirer de l'oxygène, de lui pratiquer les manœuvres de la respiration artificielle et de lui faire, sur tout le corps, des frictions stimulantes, froides ou vinaigrées.

## Empoisonnements médicamenteux

Dès qu'un malade vient d'être empoisonné par un médicament, il faut faire un lavage de l'estomac à l'eau tiède, à seule fin d'évacuer le poison qui n'a pas encore été absorbé.

Si l'on n'a pas, sous la main, le matériel nécessaire pour un lavage de l'estomac, on donnera une dose d'ipéca suffisante pour obtenir un effet vomitif (1 gramme à 1 gr. 50). Si l'on donne ensuite un purgatif léger pour débarrasser l'intestin du poison qui y séjourne encore, on ne donnera jamais de purgatif huileux, mais plutôt le séné ou le sulfate de magnésie.

Quant aux antidotes, ils varient avec les médicaments toxiques qui ont pu être ingérés. Voici les principaux de ces toxiques avec leurs antidotes :

*Acétique* (acide) : magnésie.

*Ammoniaque* : vinaigre dilué dans de l'eau (même le vinaigre de toilette), jus de citron ou d'orange, eau albumineuse, tisane d'orge.

*Atropine* : lavage de l'estomac avec du thé, vomitifs, lavements avec sept grammes de teinture de jaborandi.

*Baryte* (sels de) : sulfate de soude à la dose de 30 gr. dans de l'eau ou du lait.

*Bichromate de potasse* : carbonate de chaux ou de magnésie dans du lait.

*Calomel* : Voir plus haut *Empoisonnement par le mercure.*

*Chloral* : lavement de café.

*Chlorhydrique* (acide) : magnésie calcinée ou bicarbonate de soude délayés dans de l'eau ou du lait. Eau albumineuse.

*Ciguë* : tannin, décoction d'écorce de chêne.

*Cuivre* (sels de) : eau albumineuse à haute dose.

*Cyanure de potassium* : solution de sulfate de fer.

*Eau blanche* : Voir plus haut *Empoisonnement par le plomb.*

*Eau-forte* : lessive de soude bien délayée dans de l'eau, solution de bicarbonate de soude.

*Eau de Javel* : solution d'hyposulfite de soude à 2 p. 100.

*Emétique* : infusion de quinquina.

*Extrait de Saturne* : Voir plus haut *Empoisonnement par le plomb.*

*Formol* : solution d'acétate d'ammoniaque (10 grammes pour 250 grammes d'eau) par cuillerée à café.

*Iode* (teinture d') : eau amidonnée, solution d'hyposulfite de soude à 2 p. 100.

*Laudanum* : teinture de belladone (1 gr. 75 en injection sous-cutanée), lavement de café.

*Potasse* : eau vinaigrée, acide citrique, eau albumineuse.

*Sel d'oseille* : eau de chaux, carbonate de chaux délayé dans de l'eau.

*Sublimé* : Voir plus haut *Empoisonnement par le mercure.*

*Strychnine* : solution de tannin à 3 p. 100, inhalations de nitrite d'amyle, lavement au bromure de potassium et au chloral.

*Sulfurique* (acide) : lait de chaux, grande quantité d'eau, lessive de soude, eau albumineuse.

*Térébenthine* : sulfate de magnésie (30 grammes pour un litre d'eau).

*Zinc* (sels de) : décoction d'écorce de chêne, eau albumineuse, lait.

## " Delirium tremens "

Les malades chez qui l'intoxication alcoolique amènera de grands troubles nerveux seront placés dans une chambre capitonnée.

Pour faire une chambre capitonnée, on débarrassera une pièce de tout meuble, des matelas recouvriront le sol, et l'on en dressera d'autres sur les murs, de telle façon que le malade puisse se débattre sans jamais se heurter contre un corps dur et s'y blesser.

On donnera au malade un lavement avec 3 grammes de chloral et 4 grammes de bromure de potassium. Ce délire furieux peut durer de trois à cinq jours. On essaiera d'en diminuer la durée par des bains tièdes d'une longue durée (une heure ou même davantage).

## Morsure de serpents

L'intervention devra être rapide pour empêcher le venin du serpent de se disséminer dans tout l'organisme. On fera donc une ligature du membre au-dessus de la plaie, qui sera débridée et sucée. Cette succion n'est inoffensive que si la bouche est exempte de toute écorchure.

Le mieux sera de cautériser profondément la plaie avec un fer rougi au feu. On fera des lavages de cette plaie avec une solution d'hypochlorite de chaux à 1 p. 60.

Si l'on habite dans une région où se trouvent des serpents, on aura toujours du sérum antivenimeux à sa disposition et, en cas de morsure, on en injectera une quantité de 25 à 30 cmc.

L'intoxication par le venin de serpent amène des troubles nerveux, des vomissements, des crampes et l'arrêt de la sécrétion urinaire.

Si les troubles nerveux se manifestent par de l'excitation, on aura recours aux affusions froides et aux injections de morphine. En cas de dépression, la révulsion périphérique (sinapismes, frictions stimulantes) et les injections d'éther seront recommandées.

Contre les vomissements, on emploiera les morceaux de glace en succion et le champagne frappé. L'arrêt de la sécrétion urinaire exigera les grands lavements froids et les injections de sérum artificiel.

L'alimentation sera à base de lait et de boissons alcoolisées.

La fièvre est un bon signe de guérison.


## Empoisonnement par les champignons

La plus grande partie des empoisonnements par les champignons sont produits par la fausse oronge et l'agaric bulbeux.

Les personnes qui ont mangé des champignons malfaisants éprouvent des nausées, des vomissements, une constriction à la gorge, une soif ardente, des coliques accompagnées de selles noirâtres, sanguinolentes ou bien une constipation opiniâtre avec rétention d'urine. Puis, surviennent des vertiges, de la pesanteur de tête, du délire ou de l'assoupissement, des convulsions, du refroidissement des extrémités et de la faiblesse du pouls.

La première chose à faire, c'est de débarrasser l'estomac et l'intestin des parties vénéneuses qu'ils peuvent contenir. Pour cela, on prendra un lavage de l'estomac.

L'huile de ricin, à la dose de 40 à 60 grammes, chassera ce que l'intestin pourrait contenir de champignons vénéneux.

Le grand lavage de l'intestin pourra remplacer l'huile de ricin.

La dépression et la stupeur seront combattues par des boissons alcoolisées et des potions excitantes (grogs, café, thé au rhum, cognac, teinture de cannelle).

### Intoxications alimentaires

Il y a de nombreux aliments qui peuvent être la cause d'une intoxication plus ou moins grave. Les moules, par la substance toxique que sécréte leur foie, sont une cause fréquente d'empoisonnement. Les viandes provenant d'animaux atteints de maladies inflammatoires, les viandes avariées par suite des mauvaises conditions dans lesquelles elles ont été conservées, le gibier faisandé, etc., sont capables de donner aux personnes qui les mangent des symptômes d'empoisonnement.

L'intoxication se manifeste deux ou trois heures après l'absorption des aliments nocifs. Le plus souvent, elle commence par des vomissements et se continue par des coliques, de la diarrhée, des vertiges, des maux de tête, des éblouissements et une éruption urticarienne de la peau.

Quand les vomissements se produisent d'eux-mêmes, il

les faut respecter, puisqu'ils débarrassent l'estomac des matières dangereuses qui l'encombraient. Si, par hasard, il n'y avait pas de vomissement, il faudrait avoir recours au lavage de l'estomac. On ajoutera des purgatifs au calomel et de grands lavements pour nettoyer l'intestin.

Quand les vomissements deviennent incoercibles au point de fatiguer le malade, on se sert de champagne frappé et de la potion de Rivière. S'il y a un refroidissement des extrémités et de la tendance à la syncope, on réchauffe le malade par des boissons alcoolisées chaudes et on soutient l'énergie du cœur par des injections d'éther et de caféine et par des potions à l'acétate d'ammoniaque.

Le malade sera maintenu pendant longtemps au régime lacté.

# IX

## LA GOUTTE ET LE DIABÈTE

### (Maladies diathésiques)

### Goutte

Le régime alimentaire de notre époque qui tient de plus en plus à être exclusivement carné, alors que la dépense des forces physiques diminue, favorise l'apparition de plus en plus fréquente de cette maladie qu'on appelle la goutte.

D'ordinaire, le malade qui est sur le point d'avoir une attaque de goutte accuse de la pesanteur de tête, il se plaint de ne pouvoir travailler, son estomac fonctionne mal. Son état mental est particulier. Il devient morose, susceptible et coléreux.

L'attaque a un début soudain et généralement nocturne. Le malade est réveillé par une douleur qui se fait sentir dans une petite articulation (doigt ou cou-de-pied) et qui va en augmentant. Elle devient bientôt extrêmement pénible et le goutteux la compare à une compression, à un arrachement. Le contact du drap est insupportable et les veines de la région douloureuse sont gonflées et saillantes.

Cette douleur diminue d'intensité la nuit suivante, et ne disparaît cependant qu'au bout d'une dizaine de jours, après avoir montré des phases d'exacerbation et quelques rémissions. Mais cette attaque est rarement isolée, et de nouveaux accès ne manquent pas d'apparaître sous l'influence d'un excès de table, d'un refroidissement, d'une indigestion ou d'un choc.

L'attaque peut, d'ailleurs, chez les vieillards et les individus déjà affaiblis par des attaques antérieures, se manifester avec une durée de plusieurs mois.

Au bout d'un certain temps, les articulations sont ankylosées, raidies, déformées; et elles contiennent *fréquemment* des concrétions d'urate de soude, des *tophus*, comme on les appelle, qui peuvent se frayer un chemin au dehors, à travers la peau rouge, amincie et ulcérée.

Le malade atteint d'un accès de goutte sera mis à la diète, pendant les premiers jours; on ne lui donnera que des boissons abondantes (tisanes d'orge et de queues de cerises) et des eaux alcalines. Peu à peu, il prendra des fruits cuits, des légumes en bouillie ou en purée et, enfin, un peu de viande blanche.

On luttera contre la chaleur locale par des badigeonnages faits avec un liniment chloroformé, par un enveloppement ouaté et une immobilité complète au lit.

La constipation, souvent opiniâtre, sera vaincue à l'aide de lavements et de laxatifs.

Dans l'intervalle des accès, la table du goutteux ne se composera que de poissons, d'œufs, de légumes verts, de fromages frais.

On évitera les viandes rouges et fumées, les graisses, les fruits crus, le gibier, les mollusques, les crustacés, les asperges, les épinards, l'oseille et la tomate. Les boissons seront abondantes et se composeront de lait et de vin blanc coupé d'eau minérale (Vichy, Vittel). Pas de vin pur, d'alcool, de bière ni de cidre.

La médication suivie par le goutteux se composera de teinture de semences de colchique, de bicarbonate de soude, de carbonate et de benzoate de lithine, d'iodure de potassium et, enfin, de salicylate de soude.

Tapret préconise le vin suivant, à la dose de deux cuillerées à dessert par jour :

| | |
|---|---|
| Bulbes de colchique. . . . . . . . | 100 grammes. |
| Feuilles d'aconit. . . . . . . . . . | 1 — |
| Feuilles de digitale. . . . . . . . | 0 gr. 50 |
| Extrait de feuilles de frêne. . . . | 20 grammes. |
| Extrait de racines de fraisier. . . | 20 — |
| Vin de Malaga. . . . . . . . . | Q. S. pour 1 litre. |

Le goutteux évitera les excès de toute nature qui sont souvent les causes occasionnelles d'accès. Autant que possible, il vivra sous un climat chaud et sec, parce que le froid ne peut que lui être préjudiciable.

Il fera quelques exercices physiques, sans surmenage toutefois. Le massage, les bains chauds et alcalins, les douches sulfureuses seront, enfin, d'un salutaire effet.


## Diabète

Il y a beaucoup de diabétiques qui s'ignorent. A son début, cette maladie — très répandue à notre époque où la vie sédentaire s'allie trop souvent, chez les mêmes personnes, à une alimentation trop riche — peut, en effet, ne se manifester que par une sciatique rebelle, une diarrhée profuse et persistante, une grande fatigue musculaire et nerveuse qui empêche toute activité physique et tout travail intellectuel, par l'insomnie enfin, et une poussée de furoncles. Dans ce dernier cas, surtout, l'analyse des urines s'impose pour y effectuer la recherche du sucre.

Le signe caractéristique du diabète, c'est la présence du sucre dans les urines, en quantité notable ; cette quantité peut varier de quelques grammes à 300 et même 1 000 grammes par jour. A cela, s'ajoutent une soif vive et persistante, l'augmentation de la quantité d'urine émise, surtout pendant la nuit, et un appétit formidable. La sueur, la salive sont diminuées et, du côté du système nerveux, le malade se plaint fréquemment de troubles portant sur la sensibilité et sur la vue.

Le diabète peut demeurer bénin, mais souvent il peut être la source de complications graves, telles que la phtisie galopante et le coma. Il est donc nécessaire que le diabétique reçoive des soins précoces et éclairés.

L'hygiène doit entrer en première ligne dans le traitement du diabétique.

Le diabétique vivra, à la campagne, une vie calme, exempte de tout excès. Il prendra, deux ou trois fois par semaine, un bain tiède, alcalin, suivi d'une friction à l'alcoolat de lavande ou d'un massage au gant de crin. Il évitera les refroidissements et se couvrira de vêtements de laine. En hiver, il vivra dans un climat chaud. En été, la montagne lui sera salutaire.

La grande lassitude que présentent les malades atteints de diabète les incite à ne plus effectuer aucun travail musculaire. Le diabétique devra réagir contre cette lassitude. Bouchardat recommande aux hommes la chasse, l'escrime, le jeu de paume ou de lawn-tennis ; aux femmes, il prescrit également les jeux, les sports, les travaux du ménage et ceux du jardinage.

Néanmoins, hâtons-nous de le dire, ces travaux devront être prudents pour devenir une hygiène musculaire utile. Ils devront être proportionnés à la résistance du diabétique qui subira un véritable entraînement par des exercices de plus en plus fatigants.

Le régime du diabétique se composera d'œufs, de poissons, de volailles, de viandes bouillies ou grillées, de beurre, d'huile, de thon, de sardines, de noix, noisettes, pommes et poires, de légumes verts, sauf les asperges.

Le pain sera remplacé par de la croûte de pain grillé, du pain de gluten ou mieux par des pommes de terre.

On lui interdira les féculents, les farineux, les sauces et les pâtisseries, le pain, les fruits sucrés et le sucre, l'alcool, la bière et le lait.

La stricte observance de ce régime est nécessaire au traitement du diabétique. L'action de ce régime sera facilitée par une médication appropriée.

Le bicarbonate de soude diminue la présence du sucre dans les urines et il exerce une action appréciable sur l'état général du malade. Il sera pris à la dose de deux grammes par jour, en paquets d'un gramme à l'heure des repas. On s'en abstiendra huit jours par mois.

La levure de bière fraîche, à la dose de 2 à 4 cuillerées à café par jour, fait aussi considérablement diminuer la quantité de sucre émise avec l'urine. Il est nécessaire qu'elle soit fraîche.

La moindre plaie cutanée peut, chez le diabétique, être une cause facile d'infection et il faut, aussitôt que possible, la recouvrir avec un pansement antiseptique à l'eau oxygénée, au permanganate de potasse ou bien à l'acide borique. On ne se servira pas de sublimé ni d'acide phénique qui sont des antiseptiques trop caustiques.

Les phlegmons et les anthrax des diabétiques seront, une fois ouverts, également pansés à l'eau oxygénée ou à l'iodoforme.

La complication la plus grave du diabète est, à coup sûr, le *coma*. Pendant un certain temps, le malade a des vomissements, de la diarrhée, des coliques, une respiration difficile. Puis la dyspnée augmente et le diabétique tombe dans un état de torpeur qui est le coma.

Dès qu'un diabétique sera tombé dans le coma, il faudra chercher à stimuler l'organisme à l'aide d'injections sous-cutanées de caféine et d'éther, à l'aide également d'inhalations d'oxygène.

L'usage s'est répandu de faire également des injections

sous-cutanées du sérum de Hayem dont la constitution est la suivante :

    Chlorure de sodium. . . . . . . .    5 grammes.
    Sulfate de soude. . . . . . . . .   10     —
    Eau bouillie. . . . . . . . . . . . 1.000     —

Enfin, on donnera aussi des lavements contenant une quantité assez forte de bicarbonate de soude.

# DEUXIÈME PARTIE

## I

## MATÉRIAUX DE PANSEMENTS

Compresses. — Coton. — Taffetas gommé. — Diachylon. — Drains. — Irrigateur. — Collodion.

### Compresses

Les compresses sont des pièces de linge dont les dimensions peuvent varier à l'infini. Elles seront toujours soumises au lessivage et à une sérieuse désinfection avant d'être employées pour un pansement. Jadis, on les appliquait directement sur les plaies; à présent, elles ne servent plus guère que pour faire des lotions, des cataplasmes et comme moyen de compression ou de contention.

Les compresses dont on se sert maintenant sont faites de gaze ou tarlatane, apprêtée ou non. La gaze apprêtée est fort utile dans l'application des pansements. Il suffit de la plonger dans l'eau froide, au moment de s'en servir, pour qu'en séchant elle prenne une certaine raideur qui contribue à maintenir le pansement en place.

La gaze hydrophile, c'est-à-dire celle qui est privée de son apprêt, peut seule être mise au contact des plaies.

### Coton

Il y a deux sortes de coton parmi les matériaux de pansement : le coton ordinaire et le coton hydrophile.

Le *coton ordinaire* ou coton cardé est employé pour protéger les pansements, pour garnir les gouttières; il suffira aux pansements compressifs et aux enveloppements des membres douloureux (névralgie, rhumatisme).

Le coton joue un rôle de filtre. Il retient au passage les poussières de l'air qui le traverse, d'où son rôle protecteur dans la confection des pansements, d'où également la nécessité de le conserver dans des boîtes bien fermées.

Le coton ordinaire ne sera jamais placé à même les plaies, tant à cause de ses propriétés irritantes qu'à cause des germes nombreux qu'il peut contenir.

Le *coton hydrophile* est beaucoup plus blanc, plus léger et plus soyeux que le précédent. Il n'irrite pas les plaies et se laisse facilement imbiber par les liquides; aussi, est-il d'un usage aujourd'hui courant dans la confection des pansements. Avec des tampons de coton hydrophile imbibés d'un liquide antiseptique, on lave les plaies et les régions où le chirurgien va intervenir. On peut aussi, avec ce coton, éponger les hémorragies, faire des tamponnements, etc.

## Taffetas gommé

Souvent on fait, sur les plaies, des pansements humides. On a intérêt à ce que le liquide antiseptique dont on s'est servi ne s'évapore pas trop vite. S'il s'agit d'un enveloppement consécutif à un badigeonnage médicamenteux (comme le badigeonnage au salicylate de méthyle, dans le rhumatisme articulaire), il est utile d'obvier à une évaporation trop rapide de ce médicament. C'est dans tous ces cas que l'on se servira du taffetas gommé pour recouvrir les pansements.

## Diachylon

Le diachylon, ou mieux le sparadrap diachylon, n'est autre chose qu'une couche d'emplâtre diachylon étendue sur des bandes de calicot.

L'emplâtre diachylon a pour base l'emplâtre simple. Voici sa formule :

| | | |
|---|---:|---|
| Emplâtre simple. . . . . . . . . . | 1.500 | grammes. |
| Cire jaune. . . . . . . . . . . | 250 | — |
| Poix blanche purifiée. . . . . . . | 100 | — |
| Térébenthine. . . . . . . . . . | 150 | — |
| Résine élémi purifiée. . . . . . . | 100 | — |
| Huile d'olive. . . . . . . . . . | 50 | — |
| Gomme ammoniaque purifiée. . . | 50 | — |
| Galbanum purifié. . . . . . . . . | 30 | — |
| Segapénum purifié. . . . . . . . . | 30 | — |

Toutes ces substances doivent être fondues à une douce chaleur.

Pour couper une bandelette de diachylon, il n'y a qu'à tenir la feuille de sparadrap bien tendue, puis à y faire pénétrer les ciseaux ouverts qu'on pousse simplement au lieu de leur imprimer un mouvement de section. Ce procédé, en même temps qu'il donne une bandelette d'une largeur toujours uniforme, a l'avantage de ne pas recouvrir de diachylon les branches des ciseaux et de rendre impossible l'office qu'on en attend.

Pour rendre adhérent le diachylon, il suffit de le chauffer légèrement avant de l'appliquer. On peut encore passer rapidement un fer chaud sur la face dépourvue d'emplâtre, mais il faut aller vite, parce que le diachylon serait rapidement adhérent au linge sur lequel on l'aurait placé.

Le diachylon sera utile pour accoler les bords d'une plaie, pour fixer les pièces d'un pansement, pour maintenir le thorax dans les cas de fractures de côtes, pour recouvrir les ulcères variqueux, etc.

## Drains

Pour faciliter l'écoulement hors des plaies du pus qui y est sécrété, on emploie des tubes en caoutchouc gris, rouge ou noir. On emploie de préférence des tubes rouges ou noirs, percés de fenêtres et munis de parois épaisses. De cette façon, ils ne s'affaissent pas et laissent au pus un écoulement facile et constant (fig. 1).

On a préconisé, pour effectuer le drainage des plaies, de

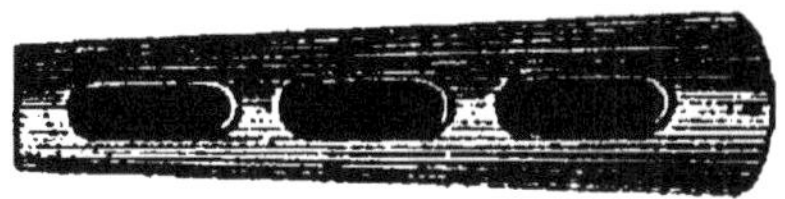

Fig. 1.

simples mèches de gaze aseptique, mais le drainage qu'elles effectuent est plus illusoire que réel.

Les drains seront placés aux parties les plus déclives et enfoncés profondément dans la plaie. Leur extrémité externe sera maintenue à plusieurs centimètres de la peau par un fil passant par une des fenêtres ou, mieux encore, par une épingle anglaise. Il va sans dire que le pansement recouvrira parfaitement le drain et l'empêchera même de traîner sur la peau avec son épingle.

## Irrigateur

Il peut être nécessaire de laver des plaies à l'aide d'un jet antiseptique qui les débarrasse aisément de leurs impuretés. L'irrigation est, d'ailleurs, un moyen commode de nettoyer les cavités naturelles (lavages de bouche, d'oreilles, de nez, etc.). Aussi, l'irrigateur d'Esmarch a-t-il sa place tout indiquée parmi les matériaux de pansement

L'irrigateur d'Esmarch se compose d'un récipient en métal ou en verre (pour les solutions de sublimé), d'une capacité d'un litre à deux litres et muni, à sa partie toute

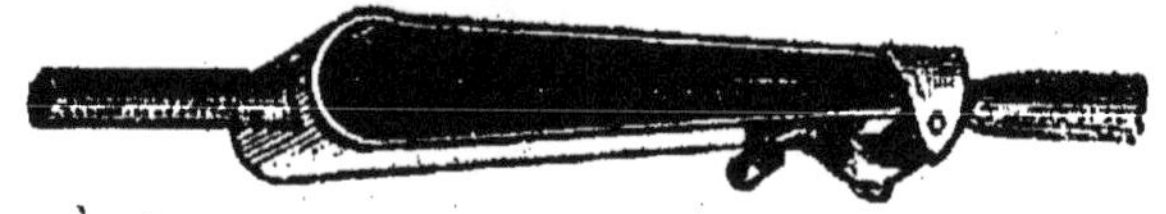

Fig. 2.

inférieure, d'un tube en caoutchouc terminé par une canule en verre (fig. 3-. La pression donnée au liquide irrigué est proportionnelle à l'élévation donnée au récipient.

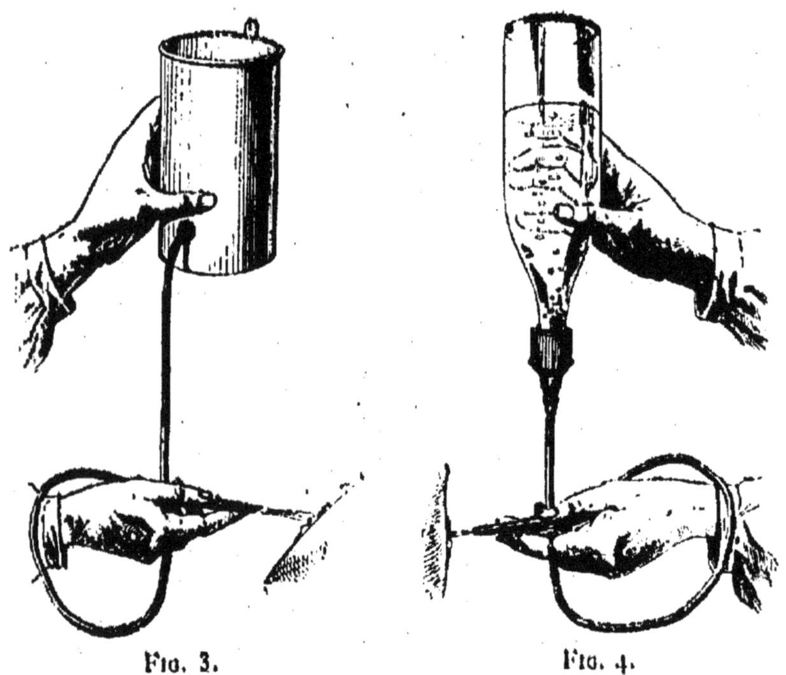

Fig. 3.                    Fig. 4.

L'arrêt du liquide peut être immédiat, grâce à une pince de forme spéciale (fig. 2) glissant le long du tube.

Si l'on n'a pas à sa disposition un récipient de la forme de celui de l'irrigateur d'Esmarch, on peut se servir d'une

bouteille renversée à laquelle on adapte un tube en caoutchouc muni, comme plus haut, d'une canule en verre pour
diriger le jet (fig. 4).

## Collodion

Le collodion, qui est le résultat d'une dissolution de
fulmi-coton dans un mélange d'alcool et d'éther à laquelle
on ajoute une partie d'huile de ricin pour dix parties de
collodion, est journellement employé pour fermer des
petites plaies, des ulcérations, des piqûres, etc. Cette occlusion ne devra jamais être faite avant qu'une antisepsie
sévère de la petite plaie n'ait été faite.

Le collodion s'applique au moyen d'un petit pinceau.
On met d'abord une couche de collodion, puis on étale
un peu de coton hydrophile. On applique une deuxième
couche de collodion qu'on recouvre encore de coton hydrophile. Ainsi s'effectue une petite cuirasse réellement protectrice.

# II

# PANSEMENTS ANTISEPTIQUES

Nettoyage des mains. — Stérilisation des instruments. — Stérilisation des compresses et des drains. — Désinfection de la peau. — Antiseptiques (acide phénique, sublimé, acide borique, iodoforme, eau oxygénée, salol, dermatol, permanganate de potasse, chloral, microcidine). — Application des pansements.

## Nettoyage des mains

Pour faire un pansement véritablement antiseptique, il est absolument nécessaire de se nettoyer les mains avec le plus grand soin. Voici la marche à suivre pour effectuer un nettoyage sévère des mains :

1° Curage des ongles à sec et nettoyage de leur rainure;

2° Lavage et brossage à fond, pendant plusieurs minutes, avec du savon et de l'eau bouillie chaude, en insistant spécialement au niveau des ongles;

3° Se passer de l'alcool à 90° sur les mains;

4° Lavage dans une solution de permanganate de potasse à 1 p. 100.

5° Lavage dans une solution de bisulfite de soude à 1 p. 100 à seule fin de décolorer les mains jaunies par le permanganate;

6° Lavage pendant une minute avec une solution de sublimé à 1 p. 1 000.

On devra toujours débarrasser les mains de leurs bagues, d'abord parce que les liquides antiseptiques pourraient irrémédiablement les détériorer, et aussi parce qu'elles entraveraient le complet nettoyage qu'on veut effectuer.

Quant aux savons antiseptiques, ce ne sont pas les variétés qui manquent. Voici un procédé pour la préparation d'un alcoolé de savon solidifié qui est facile à suivre. On racle 80 grammes de savon d'amandes dans un mortier qu'on met au bain-marie, on y ajoute la quantité d'alcool à 90° nécessaire pour dissoudre le savon, et quand le savon est complètement dissous, on ajoute une quantité d'alcool égale à un litre moins la quantité qui fut nécessaire pour effectuer la solution de savon. On laisse alors le mélange se solidifier, et l'on a un savon qui fond à 43° et qui est aseptique.

Le savon à la glycérine est pratiquement suffisant, dans la majorité des cas. Il se prépare en mélangeant à parties égales du savon blanc ordinaire et de la glycérine et en portant le mélange à 120°.

Il est une asepsie autrement importante que celle des savons, c'est l'asepsie des brosses. Les brosses, qui n'auront d'autre usage que celui de nettoyer les mains avant les pansements, seront stérilisées, chaque fois qu'elles auront servi, par une ébullition prolongée dans une solution de carbonate de soude à 1 p. 100.

Entre temps, elles seront conservées dans un bocal contenant une solution de sublimé à 1 p. 1 000.

## Stérilisation des instruments

Le meilleur procédé de stérilisation des instruments est celui de l'ébullition. L'outillage n'a pas besoin d'être compliqué, une marmite, une casserole peuvent suffire. On en garnira le fond d'une compresse aseptique, de façon à ne pas émousser le tranchant des instruments qu'on veut stériliser. Il va sans dire que le récipient sera muni d'un couvercle. L'ébullition devra durer un quart d'heure.

A l'ébullition de l'eau pure, nous préférons celle de l'eau contenant 2 p. 100 de borate de soude, qui souille moins les instruments. Après l'ébullition, les instruments seront conservés dans ce liquide, et la personne qui fera le pansement sera la seule à les y prendre.

Le *flambage à l'alcool* est encore un procédé commode, conseillé par Pasteur, de stérilisation des instruments. Dans un plat, une assiette, on place les instruments qu'on arrose largement d'alcool à 90°. On met le feu à cet alcool. Il faut que le flambage dure de 3 à 4 minutes. On verse ensuite une solution d'eau bouillie boratée, contenant 1 p. 100 de borate de soude et l'on recouvre le tout d'une compresse jusqu'au moment du pansement.

## Stérilisation des compresses et des drains

Les compresses seront rendues aseptiques, c'est-à-dire vierges de toute souillure microbienne, par une ébullition d'une demi-heure environ dans une solution de sublimé à 1 p. 1 000. On pourra les conserver dans des bocaux hermétiquement clos dont la solution de sublimé sera renouvelée chaque semaine.

Quant aux drains, ils ne seront pas soumis à l'ébullition d'une solution de sublimé qui les altérerait. La simple ébullition de l'eau boratée contenant 2 p. 100 de borate de soude sera suffisante.

## Désinfection de la peau

La partie du corps qui devra être le siège d'une intervention chirurgicale, de si faible importance fût-elle, sera nettoyée sévèrement par un savonnage qu'on effectuera à l'aide d'une compresse stérilisée garnie de savon, et par

des lotions successives à l'alcool-éther et au sublimé à
1 p. 1 000.

S'il se passe quelques instants entre ce nettoyage et l'intervention, on recouvrira l'emplacement désinfecté avec une compresse stérilisée imprégnée d'un liquide antiseptique.

Il est de règle, quand il s'agit d'une région pileuse, de la raser complètement.

## Antiseptiques

Les antiseptiques sont nombreux. Chacun d'eux a connu une ère de faveur qui le fit, pendant un certain temps, préférer aux autres. Nous allons parler des principaux en signalant, pour chacun d'eux, leurs avantages et leurs défauts.

*Acide phénique.* — L'acide phénique faisait la partie principale du pansement de Lister, le créateur de l'antisepsie ; c'est dire qu'il peut être regardé comme l'aîné des antiseptiques. Mais comme il paraît qu'on doive lui imputer des accidents tels que la gangrène des doigts et même des cas d'intoxication générale, l'acide phénique n'est plus guère employé aujourd'hui que pour effectuer l'asepsie des instruments, quand on est dans l'impossibilité de les soumettre à une ébullition d'eau ordinaire ou boratée. Dans ce dernier cas, la solution sera assez forte. Voici la formule nécessaire pour opérer cette désinfection :

```
Acide phénique. . . . . . . . . . . .      50 grammes.
Alcool ou glycérine. . . . . . . . .      25   —
Eau. . . . . . . . . . . . . . . . . .   1.000   —
```

Il est absolument obligatoire de faire entrer l'alcool ou la glycérine dans cette solution, car l'acide phénique ne pourrait être dissous par l'eau.

Cette solution à 5 p. 100 serait beaucoup trop forte pour les pulvérisations d'eau phéniquée qu'on fait parfois sur les anthrax étendus. On emploie alors une eau phéniquée qui ne contient que 20 grammes d'acide phénique par litre :

| | |
|---|---|
| Acide phénique. . . . . . . . . . . | 20 grammes. |
| Alcool ou glycérine. . . . . . . . . | 25 — |
| Eau. . . . . . . . . . . . . . . . . | 1.000 — |

L'huile phéniquée à 3 p. 100 est fréquemment employée pour les furoncles de l'oreille (quelques gouttes sur un tampon de coton hydrophile). Nous déconseillons formellement cet usage, trop souvent responsable d'un eczéma sec du conduit auditif externe.

*Sublimé.* — Le bichlorure de mercure ou sublimé est un antiseptique puissant auquel une faveur tout à fait justifiée est accordée. Pendant longtemps, on a cru bon de se servir de paquets de gaze ou de coton imprégnés de sublimé et pouvant garder, pendant longtemps, leurs qualités antiseptiques. Nous croyons qu'il est préférable d'avoir recours à des compresses stérilisées imbibées de sublimé au moment même de leur emploi.

Voici la solution de sublimé la plus communément employée :

| | |
|---|---|
| Bichlorure de mercure. . . . . . | 1 gramme. |
| Acide tartrique. . . . . . . . . . . | 5 — |
| Alcool. . . . . . . . . . . . . . . | 10 — |
| Eau. . . . . . . . . . . . . . . . . | 1.000 — |

Cette solution est capable d'altérer les instruments qui y seraient plongés. Elle ne servira donc pas à leur stérilisation. De plus, elle sera placée dans des récipients en verre, en porcelaine ou en tôle émaillée.

On trouve dans le commerce des pastilles de sublimé,

dosées à 25 centigrammes, avec lesquelles il est aisé de préparer extemporanément des solutions.

*Acide borique.* — L'acide borique n'est pas un antiseptique puissant, mais comme il n'irrite pas la peau, il est employé avec avantage pour le lavage des plaies et celui des cavités naturelles (nez, bouche, oreilles, vessie, rectum). La solution d'acide borique, pour avoir quelque propriété antiseptique, devra être au moins à 30 p. 1 000.

*Iodoforme.* — L'iodoforme est une poudre jaune qui est altérée par la lumière et qu'on doit, pour cette raison, conserver dans des flacons de verre coloré.

Elle est répandue à même la plaie. Habituellement, on se sert, pour saupoudrer, d'une petit flacon à large goulot qu'obture un simple morceau de gaze aseptique. Ce moyen a, sur celui de la spatule, l'avantage de répartir plus uniformément la poudre sur la plaie.

On trouve dans le commerce des paquets de gaze iodoformée qui sont très utiles pour les pansements de voyage et les tamponnements destinés à arrêter les hémorragies.

Les chirurgiens militaires ont préconisé le mélange de poudre d'iodoforme et de poudre de café.

Les ulcères cancéreux se trouvent bien de l'iodoforme, d'autant que leur odeur insupportable est singulièrement atténuée par cette poudre.

Certaines personnes sont parfois incommodées par l'odeur, assez forte d'ailleurs, de l'iodoforme. On pourra dans ces cas, remplacer l'iodoforme par l'*aristol* ou thymol bi-iodé dont les propriétés sont les mêmes que celles de l'iodoforme et qui n'a aucune odeur.

*Eau oxygénée.* — L'eau oxygénée est un liquide incolore, d'une saveur métallique. Elle contient souvent des impuretés, comme l'acide sulfurique. Aussi, sera-t-il toujours prudent de la neutraliser avant de s'en servir.

Elle est particulièrement recommandable pour les plaies

putrides qui ont une tendance à se gangréner. Pour cette besogne, elle sera employée telle quelle. Mais pour en imbiber des compresses qu'on laissera à demeure sur les plaies, mieux vaut la dédoubler avec de l'eau bouillie.

La mousse qui écume sur les lèvres de la plaie est due à l'oxygène qui est mis en liberté.

L'eau oxygénée se décompose aisément, aussi sera-t-il bon de bien obturer les flacons où elle sera conservée en entourant d'ouate le bouchon et le goulot de ces flacons, et d'y ajouter un peu d'alcool pour retarder la décomposition.

*Salol.* — Le salol est une poudre blanche, de faible odeur, insoluble dans l'eau et dans l'alcool et qui peut recevoir le même emploi que l'iodoforme. Il y a également, dans le commerce, une gaze salolée qui peut servir au même usage que la gaze iodoformée.

*Dermatol.* — Le dermatol est une poudre de couleur jaune soufre, inodore, insoluble dans l'eau, l'alcool et l'éther et qui peut servir aux mêmes usages que l'iodoforme. Son emploi peut être effectué sous la forme de poudre ou de gaze dermatolée.

*Permanganate de potasse.* — En solution de 1 ou 2 p. 1 000, le permanganate de potasse sert surtout en lavages pour désinfecter les cavités qui sont le siège d'une suppuration. Il sert aussi, comme nous l'avons vu, à la désinfection des mains, quand on veut faire un pansement avec toutes les précautions aseptiques désirables.

*Chloral.* — L'eau choralée à 1 ou 2 p. 100 est très utile pour le lavage des cavités et des plaies anfractueuses. Les escarres, dues au séjour prolongé au lit, sont souvent améliorées par un nettoyage à l'eau chloralée.

*Microcidine.* — La microcidine est employée en solution de 3 à 5 p. 1 000. Elle n'irrite pas les plaies et n'altère point les instruments.

Voici les principaux antiseptiques. Nous n'avons cité que les plus faciles à employer, ceux-là qui, dans la pratique d'urgence, ne nécessitent pas de préparation spéciale et peuvent donner de bons résultats, dans les pansements extemporanés.

## Application des pansements

Nous connaissons à présent tous les matériaux qui peuvent nous servir pour confectionner un excellent pansement. Le plus souvent, la plaie qu'il s'agira de panser résultera d'un accident (écrasement, fracture, instrument tranchant, armes à feu); aussi, sera-t-il absolument nécessaire de faire un nettoyage antiseptique de la plaie, avant d'appliquer un pansement.

*Nettoyage des plaies.* — Qu'il s'agisse d'une plaie d'un membre ou d'une plaie de la poitrine, du dos ou de l'abdomen, il est indiqué de débarrasser au plus vite le blessé de ses vêtements, à seule fin d'accéder rapidement à la blessure qui peut être le siège d'une abondante hémorrhagie. Aussi, ne pas essayer de faire une économie de vêtement qui ne peut qu'être préjudiciable, eu égard au temps perdu, mais couper les vêtements, les découdre, les déchirer, en n'imprimant toutefois au blessé ni heurt, ni secousses.

Une fois la plaie mise à découvert, on en lavera largement les abords et la cavité avec des tampons de coton hydrophile trempés dans de l'eau bouillie. On la débarrassera de toutes les souillures dont elle pourrait être encombrée (poussière, lambeaux d'étoffe, etc.); quant aux caillots sanguins, il faudra être très prudent à leur égard, puisque le fait de les enlever peut réveiller une hémorrhagie que leur formation avait su arrêter.

Un bon lavage à l'eau oxygénée sera ensuite de règle et

si, comme il arrive souvent, la plaie est anfractueuse, il sera bon de conduire le liquide à l'aide d'une canule, d'un tube de caoutchouc. Nous conseillons, pour cet office, l'irrigateur d'Esmarch, qu'on lèvera à une faible hauteur pour que le lavage puisse être effectué avec la douceur voulue.

On n'oubliera pas, quand on aura affaire à une plaie du cuir chevelu, de toujours largement couper les cheveux autour de la plaie, pour en faciliter le nettoyage et pour permettre l'application du pansement.

Le nettoyage des plaies en voie de suppuration se fera avec autant de soin, mais au lieu d'employer l'eau bouillie et d'agir avec une douceur que commandait la crainte de l'hémorragie, on débarrassera hardiment la plaie de ses souillures purulentes, on la lavera à l'eau oxygénée, au sublimé, n'ayant en vue que l'action des antiseptiques à favoriser.

*Application du pansement.* — Dans les plaies accidentelles dont nous avons parlé plus haut, on mettra de la gaze iodoformée en grande quantité pour les combler entièrement. On recouvrira avec de la gaze aseptique, des compresses stérilisées. Celles-ci devront déborder largement la plaie et seront elles-mêmes recouvertes d'une grande quantité de coton hydrophile. Après quoi, on appliquera un bandage approprié (1) à la région où siégera la plaie et qui devra maintenir le pansement en place.

Dans les plaies septiques, on placera un drain à leur partie la plus déclive. Au lieu de se servir de gaze sèche, on recouvrira, au contraire, ces plaies de compresses qui auront été trempées dans un liquide antiseptique et qu'on aura légèrement exprimées.

Pour empêcher l'évaporation, on recouvrira ces compresses d'un morceau de taffetas, puis d'une grande quan-

_______________

(1) V. Chap. III.

tité de coton hydrophile. Le tout sera maintenu à l'aide d'un bandage, comme plus haut. Ce pansement sera dit humide par opposition au premier où ne sont employés que des matériaux secs.

Rien n'est plus variable que la durée d'application d'un pansement. S'il s'agit d'un pansement sec, on pourra rester jusqu'à une semaine et même davantage avant de le changer. Le pansement humide, au contraire, devra, la plupart du temps, être renouvelé chaque jour.

Un pansement nouveau sera fait avec les mêmes précautions aseptiques et antiseptiques que celles d'un premier pansement. Drains, gaze, compresses, ouate, tout sera renouvelé et la plaie débarrassée des sécrétions qui pourraient l'encombrer.

Pour enlever les matériaux du pansement souillé, on se servira d'une pince et le pus sera chassé de la plaie à l'aide de tampons de coton hydrophile imbibés d'un liquide antiseptique, comme la solution de sublimé à 1 p. 1 000, ou bien encore à l'aide d'un lavage doucement effectué avec l'irrigateur d'Esmah.

# III

# LES BANDAGES



## Observation générale

Nous avons vu, dans les chapitres précédents, avec quels matériaux et de quelle façon on faisait un pansement utile. Nous allons montrer à présent de quelle façon on doit s'y prendre pour faire tenir un pansement.

Il est facile de comprendre qu'une plaie du front demande un procédé différent de celui qu'exige une plaie de l'avant-bras. Et ce n'est pas tout de recouvrir soigneusement une plaie d'un pansement antiseptique, il faut encore que ce pansement tienne en place d'une façon durable. Nous allons dire comment.

## Généralités sur les bandages

*Différentes sortes de bandages.* — Un bandage peut être simple, composé ou mécanique.

Le bandage simple peut être fait à l'aide de *bandes* ou bien avec des pièces de linge. Dans ce dernier cas, on l'appelle *bandage plein.*

Le *bandage composé* est fait de différentes pièces de

linge réunies entre elles et affectant des formes particulières qui les ont fait appeler bandages en T, en croix, frondes, etc.

Les *bandages mécaniques* comprennent les innombrables variétés de ceintures, bas, appareils, etc.

Nous ne nous occuperons ici que du bandage simple, celui qu'on peut effectuer à l'aide de bandes ou de pièces de linge.

*Bandes.* — Les bandes peuvent être en toile, en flanelle, en tarlatane, en caoutchouc. La tarlatane est bonne pour la contention des pansements. Un pansement qui a besoin d'être solide à cause de la durée et de la compression qu'on en réclame, devra être effectué avec des bandes de toile. La flanelle sera laissée aux pansements qui n'exigent qu'une compression moyenne, mais uniforme. La bande de caoutchouc n'est guère employée pour les pansements.

Il est bon de savoir que les bandes de tarlatane — qu'on trempe dans l'eau et qu'on exprime convenablement avant leur application — se relâchent en séchant.

La bande de toile se prépare en taillant avec des ciseaux dans des draps usagés. Elle doit avoir une largeur de 2 à 8 centimètres et une longueur de 5 à 10 mètres. La largeur dépend de la partie du corps où l'on veut appliquer un pansement.

Les bandes peuvent être enroulées à l'aide de machines qui, si simples qu'elles soient, doivent être laissées à l'usage hospitalier. Il est nécessaire, dans la pratique usuelle des bandages, de savoir enrouler une bande à la main.

Pour enrouler une bande, on prend l'une des extrémités qu'on replie plusieurs fois sur elle-même. Quand on a ainsi formé un petit peloton, on le saisit, à ses deux extrémités, entre le pouce et l'index de chaque main de façon à le rouler plusieurs fois sur son axe, puis on le place verticalement entre le pouce et les doigts de la main gauche (fig. 5) de façon que le pouce soit au-dessous du cylindre. On lui imprime alors un mouvement de rotation, cependant que la main droite tend solidement la partie à enrouler de la bande pour qu'elle s'applique avec le plus de force possible sur la partie déjà enroulée.

*Circulaire.* — Comme son nom l'indique, le circulaire est le tour de bande fait à un membre, au tronc ou à la tête.

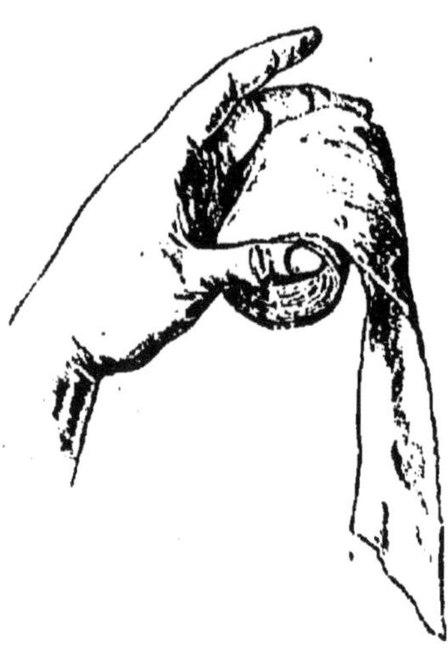

Fig. 5.

Un pansement peut être maintenu rien que par des circulaires. Le circulaire est toujours le début d'un bandage effectué avec des bandes.

Pour faire un circulaire, il ne suffit pas d'enrouler simplement la bande autour du membre, car le bandage manquerait de point fixe et la bande ne pourrait continuer à être placée sans entraîner les premiers circulaires. Une légère précaution est nécessaire : soit, par exemple, l'avant-bras à garnir d'un bandage, on se placera face au membre et, déroulant quelques centimètres de bande, on les placera obliquement un peu au-dessus du poignet, comme l'indique la figure 6; on les maintiendra dans cette position avec la main gauche, jusqu'à ce qu'on ait fait décrire à la bande un cercle complet autour de l'extrémité inférieure de l'avant-bras. On replie sur ce circulaire le coin de la bande qui n'a pas été recouvert et on applique dessus un deuxième circulaire.

Le bandage peut être continué et l'on peut tirer si for-

tement que l'on veut sur la partie effectuée sans crainte de
la voir se dérouler.

En enroulant les circulaires les uns au-dessus des autres,

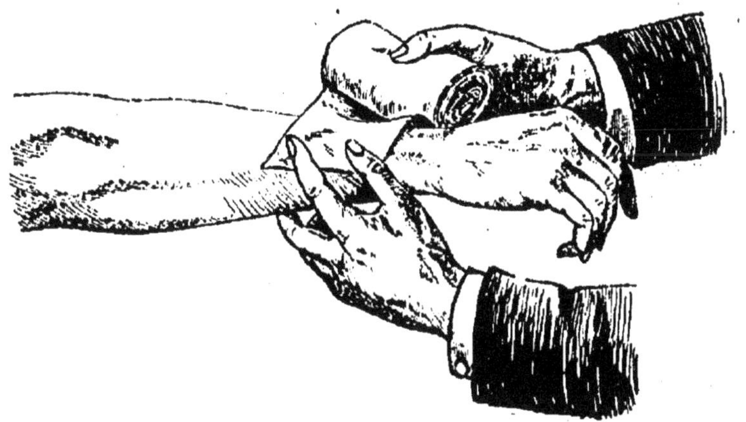

Fig. 6.

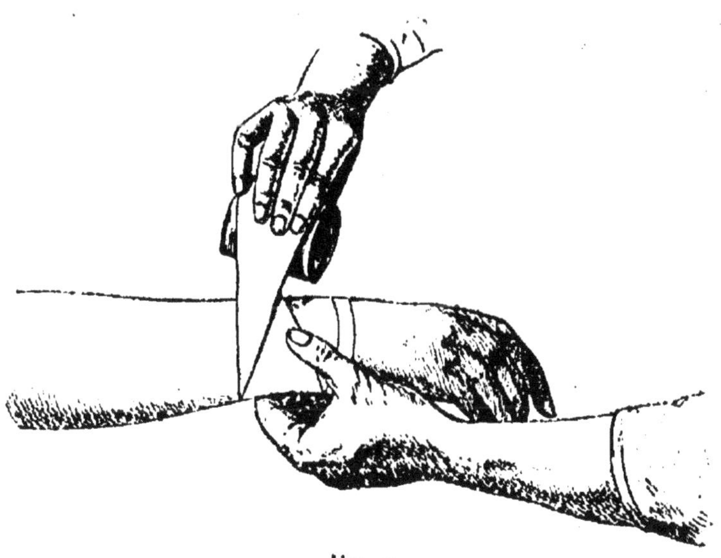

Fig. 7.

pour gagner la racine du membre, on recouvrira le tiers
supérieur de chaque circulaire avec le circulaire immédiatement supérieur; de telle sorte que l'aspect du bandage,

rappelant celui des tuiles d'un toit, méritera le nom de disposition *imbriquée*.

*Renversé.* — Le circulaire amène des godets quand il s'agit de recouvrir une partie du corps dont le diamètre va en augmentant — c'est le cas des membres. On a alors recours au procédé suivant : tandis que le pouce de la main gauche maintient la bande déjà enroulée, la main droite effectue un mouvement de rotation tel que le bord

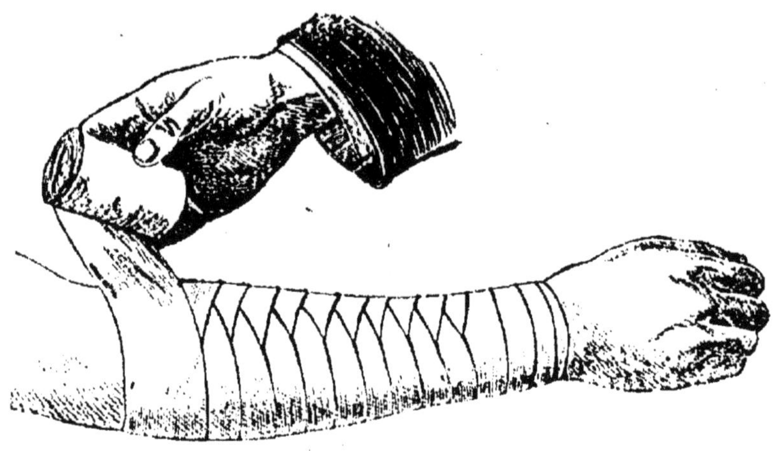

Fig. 8.

supérieur de la bande devient inférieur (fig. 7). De cette façon, la bande est intimement appliquée sur le membre et le pansement tient à merveille.

Il est facile d'effectuer tous les renversés sur la même ligne et de les imbriquer les uns sur les autres, on a alors un bandage qui a l'aspect de la figure 8.

Pour terminer le bandage, on fait un circulaire que l'on fixe avec une épingle anglaise.

## Bandage de la tête

Pour faire tenir un pansement à la tête, on effectuera le bandage représenté dans notre figure 9, et qu'on appelle un chevestre simple.

On commence par appliquer un circulaire autour du front et de l'occiput. De là, on mène la bande sous la nuque, puis sous le menton et on monte en avant de l'oreille d'un côté. Passant derrière l'oreille de l'autre côté et sous le menton, on effectue ainsi un deuxième tour vertical qui recouvre en partie le premier. Gagnant ensuite la nuque en menant la bande aussi près que possible de la partie postérieure de l'oreille du côté opposé, on entoure successivement la nuque et le menton pour revenir à la nuque.

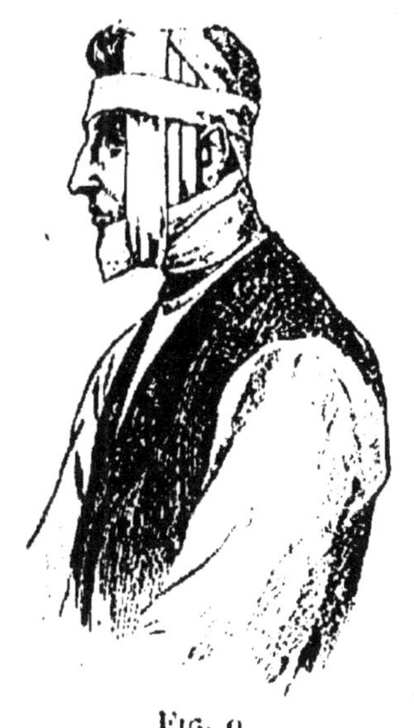

Fig. 9

On entoure le cou et l'on remonte vers le haut de la tête pour y accomplir le troisième circulaire vertical. Contournant une dernière fois la nuque, on vient, enfin, teminer par un circulaire autour de l'occiput et du front.

Malgré sa complexité apparente, ce bandage est facile à faire. Avec un peu de dextérité, on arrive, grâce à lui, à faire tenir un pansement sur les joues, le menton ou les tempes.

Les pansements sur les yeux demandent des bandages spéciaux. Selon que le pansement recouvrira un seul œil ou les deux yeux, on aura un bandage qu'on appellera un monocle ou un binocle.

Pour faire un *monocle*, on commence par faire un ou deux circulaires du front et de la nuque, puis on mène la bande du front sur l'œil qu'on veut recouvrir, puis sous l'oreille du même côté et on remonte obliquement par-dessus l'oreille du côté opposé. On exécute trois à quatre fois ces tours obliques, à seule fin de bien recouvrir l'œil

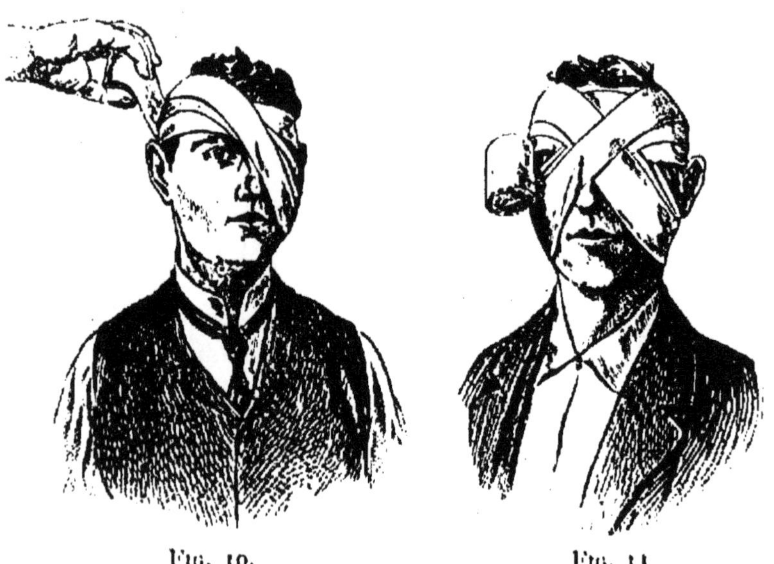

Fig. 10.          Fig. 11.

(fig. 10), et l'on termine par un circulaire du front et de l'occiput.

Le monocle sera fait de préférence avec une bande de flanelle.

Le bandage que nous venons de décrire s'applique aux pansements de l'œil gauche; s'il fallait recouvrir l'œil droit, on ferait les tours obliques de bas en haut au lieu de les effectuer de haut en bas, comme dans le bandage précédent. D'ailleurs, le binocle va nous l'indiquer.

Dans le *binocle* (fig. 11), on recouvre alternativement chaque œil. Après deux circulaires horizontaux du front, on mène la bande à la nuque, puis sous l'oreille droite et on les ramène sur le côté gauche du front, en recouvrant l'œil droit. On contourne la tête, on revient sur le front et, par un tour oblique, on recouvre l'œil gauche, comme dans un monocle de l'œil gauche, en passant sous l'oreille du même côté. On ramène la bande sous l'oreille droite après avoir fait un circulaire horizontal et l'on part pour recouvrir à nouveau l'œil droit par un oblique de bas en haut, comme ci-dessus. On termine par deux circulaires horizontaux du front.

Pour faire tenir un pansement sur le nez, rien n'est plus simple. Vous prenez une bande de la largeur d'une main moyenne, vous la sectionnez à ses deux extrémités, dans le sens de la longueur, pour ne laisser intacte que la partie médiane. Vous appliquez cette dernière en plein sur le nez et vous amenez succes-

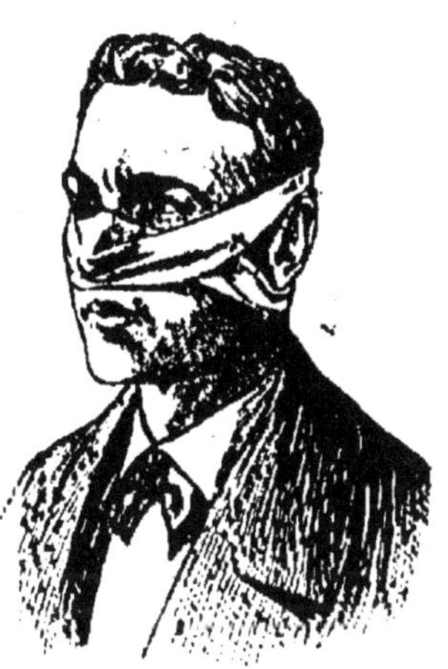

Fig. 12.

sivement l'extrémité supérieure et l'extrémité inférieure de chaque côté, la première au-dessous, la seconde au-dessus (fig. 12) de l'oreille, pour les nouer derrière la tête.

C'est avec une bande taillée de la même façon qu'on arrive à maintenir un pansement au menton, sans avoir la peine de faire un énorme pansement de la tête. La partie pleine de la bande étant appliquée sur le menton, on mène les extrémités supérieures derrière la nuque où on les entrecroise, puis sur le front où on les noue. Les extrémités inférieures sont ramenées sur le sommet de la tête où on les noue.

## Bandage du tronc

On peut, quant au tronc, avoir des pansements à maintenir soit dans le dos, soit sur la poitrine. Dans les deux cas, comme on va le voir, on s'aidera beaucoup des épaules.

S'il s'agit du dos (fig. 13), on se placera derrière le malade et on fera, avec la bande, un circulaire vertical autour de l'épaule et du creux de l'aisselle gauche pour en fixer le chef. Ensuite, on ramène obliquement la bande de

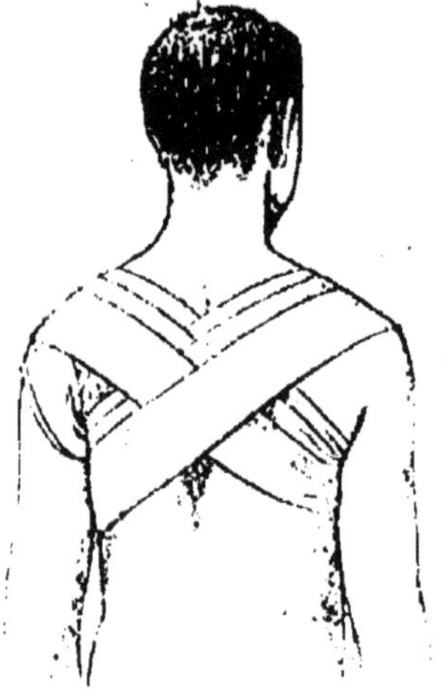

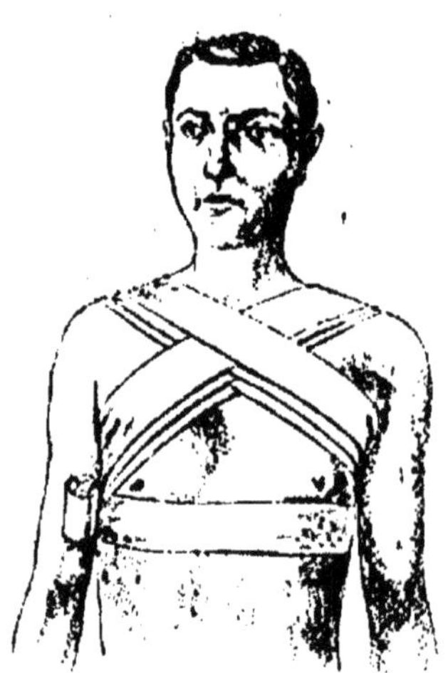

Fig. 13.               Fig. 14.

l'épaule gauche vers l'aisselle droite, puis, contournant l'épaule du même côté, on reviendra obliquement par le dos gagner le creux de l'aisselle gauche. On remontera sur le haut de cette épaule et, de nouveau, on dirigera la bande vers l'aisselle du côté droit.

On aura ainsi effectué un bandage dont la forme générale rappellera celle d'une étoile.

Pour faire un bandage de la poitrine, le procédé, à peu de chose près, sera le même. On commencera par un circulaire de la poitrine (fig. 14), et, de l'aisselle droite, on fera monter obliquement la bande sur le haut de l'épaule gauche. De là, on la ramènera sous le bras du même côté, puis de l'aisselle gauche à l'épaule droite par un oblique de la poitrine qui croisera le premier. De l'épaule droite, la bande sera passée sous le bras droit et, de l'aisselle droite, on lui fera gagner obliquement, comme ci-dessus, le haut de l'épaule gauche et ainsi de suite.

Par sa disposition, ce bandage rappelle en tous points le bandage que nous avons décrit pour le dos. Aussi, le désigne-t-on communément sous le d'étoile de poitrine.

Enfin, on peut encore fixer des pansements sur l'abdomen, la poitrine ou le dos, à l'aide d'une bande de toile large dans laquelle on serre le malade comme dans un étau. Ce bandage plein s'appelle un bandage de corps.

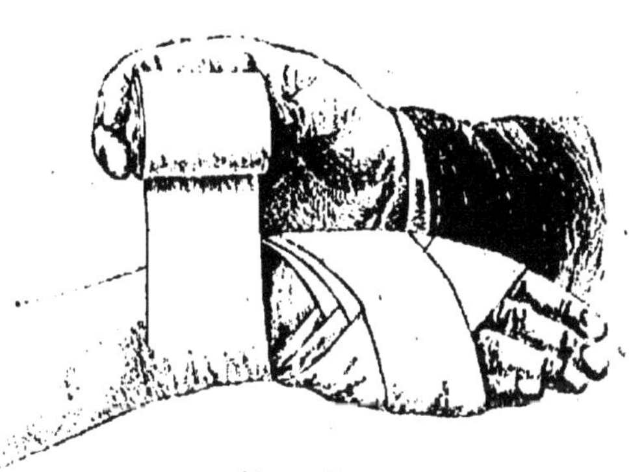

Fig. 15.

## Bandage des membres

*Membre supérieur.* — Soit un pansement de la main, on commencera par un circulaire du poignet, puis on fera descendre obliquement la bande vers l'index qu'elle contournera pour gagner le bord externe du petit doigt. De là, elle sera ramenée obliquement vers le circulaire du poignet.

On répétera cette manœuvre trois à quatre fois, de façon à recouvrir la main comme on le désire et on terminera (fig. 15) par un circulaire du poignet superposé à celui du début.

Le même procédé sera employé pour le bandage du pouce et celui des quatre autres doigts. On commencera

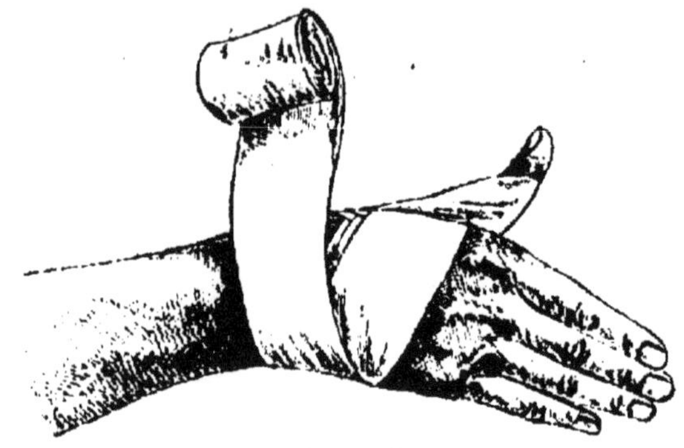

Fig. 16.

toujours par un circulaire du poignet et la bande, s'étant enroulée trois à quatre fois, comme le montrent nos

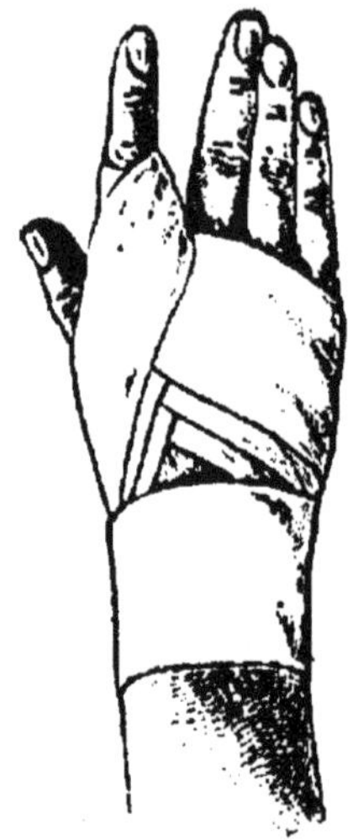

Fig. 17.

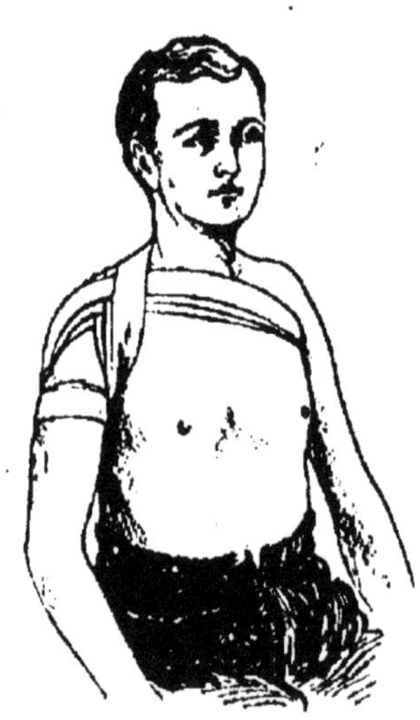

Fig. 18.

figures 16 et 17, autour de la première articulation du pouce ou d'un autre doigt, reviendra définitivement à son point de départ pour s'y terminer par un dernier circulaire.

l'indique la figure 8. Nous avons longuement décrit à l'aide de circulaires imbriqués et de renversés, ainsi que

Les bandages de l'avant-bras et du bras seront faits le mode d'opérer au début de ce chapitre, nous ne pourrions y revenir sans nous obliger à d'inutiles redites.

Pour faire tenir un pansement sur l'épaule, on a recours au bandage suivant (fig. 18) : à la partie supérieure du bras, on effectue un circulaire pour y fixer le chef initial de la bande, puis on mène la bande sur le haut de l'épaule et; de là, à l'aisselle du côté opposé, par un oblique antérieur; on la ramène sur le haut de l'épaule du début par

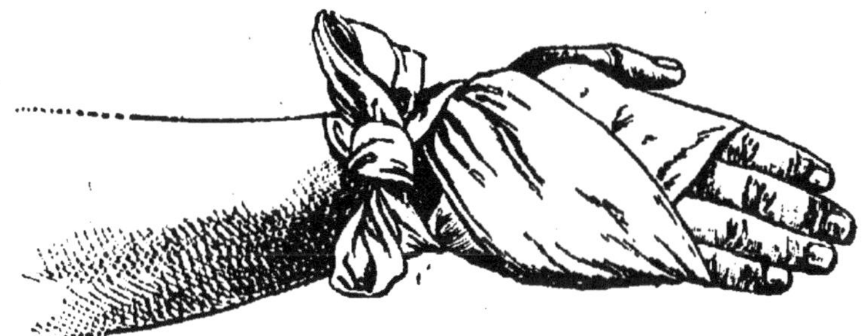

Fig. 19.

un oblique du dos. On passe sous l'aisselle du même côté et l'on continue comme ci-dessus.

En outre de ces bandages qui ne peuvent être effectués qu'à l'aide de bandes, on peut en faire d'autres qui n'exigent qu'une serviette, qu'un fichu. Ce sont les bandages pleins.

Si l'on n'a pas sous la main de bandes ou si le temps vous manque pour en préparer, on peut prendre, pour envelopper la main, une serviette, un fichu, un mouchoir propre qu'on plie d'abord en triangle et qu'on roule en cravate. On place la main à plat sur le milieu de ce bandage de fortune et l'on ramène les deux extrémités vers le poignet, en les croisant sur le dos de la main (fig. 19).

Avant de les nouer, on leur fait effectuer un circulaire pour amener le nœud sur la face dorsale du poignet.

*Membre inférieur.* — Les bandages du membre inférieur rappellent absolument ceux du membre supérieur. Voyons, par exemple, le bandage du pied. On commencera par un circulaire du cou-de-pied et l'on fera suivre ensuite à la bande le trajet suivant : face dorsale du pied, bord interne du pied, face plantaire, bord externe, face dorsale, cou-de-pied qu'elle entoure, et ainsi de suite (fig. 20).

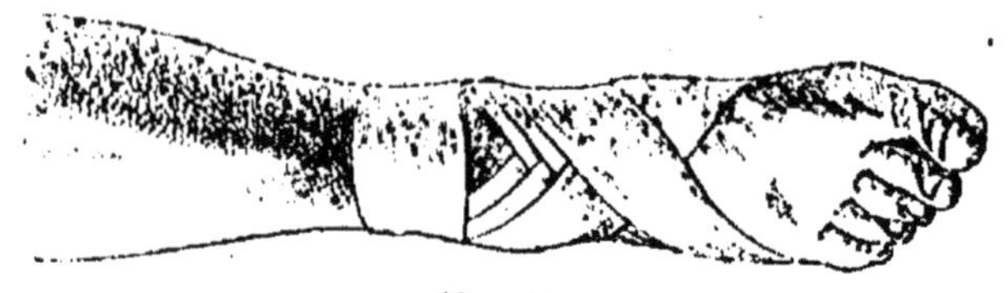

Fig. 20.

Ce pansement est l'analogue de celui que nous avons indiqué pour le poignet. Comme lui, en définitive, il se termine par deux circulaires qu'on effectuera autour du cou-de-pied.

Les bandages de la jambe et de la cuisse seront faits à l'aide de circulaires imbriqués et de renversés, comme ceux de l'avant-bras et du bras (fig. 8). Quant à l'aine, les bandages qui y seront appliqués seront superposables à celui que nous avons décrit pour l'épaule (fig. 18). Ils commenceront par un circulaire de la partie supérieure de la cuisse et se continueront en faisant contourner à la bande la partie inférieure de l'abdomen et du dos, pour la ramener, en avant, au niveau du circulaire initial de la cuisse.

# IV

# SOINS A DONNER AUX BLESSÉS

Le couchage du blessé : choix d'un lit, position en cas de syncope ou d'hémorragie, prophylaxie des escarres. — Immobilisation improvisée : immobilisation du membre supérieur (écharpes), immobilisation du membre inférieur (gouttières), immobilisation du tronc (bandage de corps).

## Couchage du blessé

Le blessé doit toujours être mis au repos et placé dans une position où ses douleurs soient diminuées dans la plus grande mesure possible. Il sera donc placé sur un lit préalablement recouvert d'une toile cirée et on le débarrassera de tout vêtement.

S'il y a une hémorragie abondante, le blessé a une tendance à la syncope et une soif vive. On lui donnera à boire, par doses fractionnées, une tisane ou de l'eau pure, dans laquelle on aura mis quelques gouttes de cognac et qu'on pourra sucrer.

La douleur peut être tellement vive, le choc a pu être si intense que le blessé demeure sans connaissance. Il faut alors prendre tous les moyens à seule fin de le ranimer.

Il sera placé, la tête basse, dans un lit chaud, on le réchauffera par des frictions à l'eau de Cologne sur tout le corps. On lui fera de la révulsion cutanée : applications de sinapismes et du marteau de Mayor (voir plus loin). On essaiera de lui administrer un grog, du café fort, chaud et alcoolisé, du sirop d'éther et, si l'on ne peut le faire boire, on lui injectera de l'éther. La respiration artificielle, l'injection de sérum artificiel sont parfois nécessaires. Un lit moelleux n'est pas à recommander pour le couchage des blessés.

Le séjour prolongé au lit peut déterminer des troubles trophiques. On voit, en effet, apparaître au sacrum, au talon, des escarres plus ou moins graves. C'est dire que la toilette du blessé devra être faite chaque jour. Le drap sur lequel il sera couché n'aura pas de plis ni de couture saillante qui pourraient aider à la naissance de l'escarre. Au surplus, il sera saupoudré convenablement de poudre d'amidon.

### Immobilisation improvisée

Le membre supérieur sera immobilisé contre la poitrine à l'aide d'une écharpe dont les deux chefs seront noués derrière le cou et dont la pointe sera ramenée comme

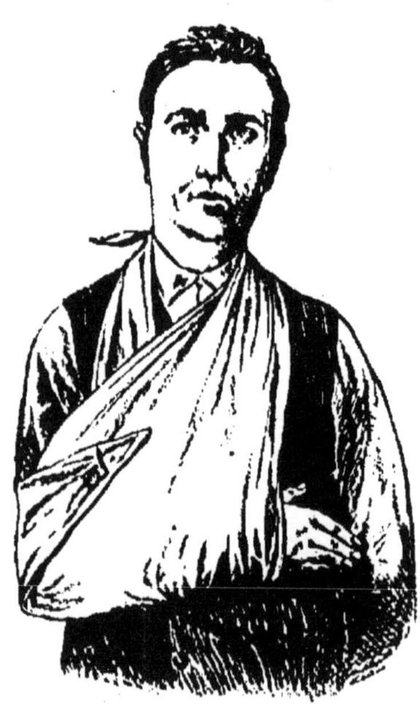

Fig. 21.

l'indique la figure 21. Si l'on n'avait pas sous la main une écharpe assez grande, on attacherait une bande de toile à chacun des deux chefs pour qu'ils puissent être noués à la nuque.

Un simple mouchoir de poche dont on attache les deux extrémités au vêtement par des épingles de sûreté peut être suffisant, dans certains cas tout au moins. On peut, de même, sectionner dans sa longueur la manche du côté blessé et en attacher les lèvres au veston du malade

Pour le membre inférieur, l'immobilisation est beaucoup plus difficile à réaliser. Le mieux est, sans contredit, de chercher à maintenir les deux fragments à l'aide d'une attelle improvisée qui pourra être un bâton, une planche de peu de largeur et qu'on maintiendra à l'aide de cordons, de ceintures, de bretelles, de liens de paille, etc... Mais, avec un peu d'habitude, on pourra faire une gouttière de fortune avec un manteau roulé et deux bâtons. Le membre inférieur y sera étroitement maintenu à l'aide de courroies ou de lanières (fig. 22).

Quant à l'immobilité du thorax exigée par les fractures

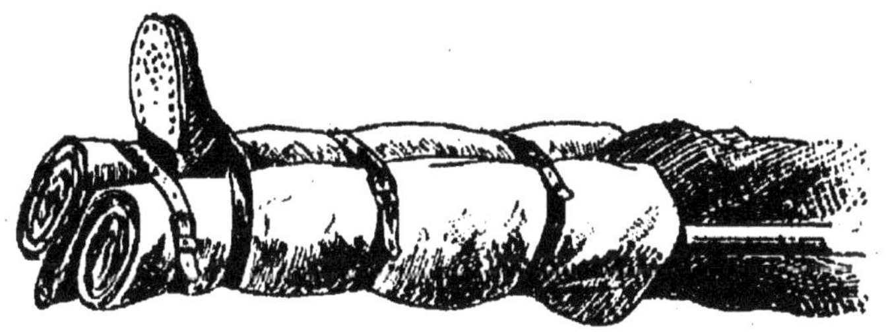

Fig. 22.

des côtes, elle sera obtenue suffisamment par une large bande de toile qu'on enroulera autour du tronc et qui sera maintenue par des épingles anglaises.

Ce n'est pas le plus souvent pendant le transport que l'immobilisation est compromise, mais quand il faut porter le blessé sur son brancard ou du brancard sur un lit. Pour les fractures à membre supérieur, il n'est pas de danger de cet ordre et un aide suffit presque toujours. Quant aux fractures du membre inférieur ou de la colonne vertébrale, elles demandent de minutieuses précautions.

Le malade sera saisi de chaque côté, au niveau du tronc, par une personne qui lui passera une main sous les épaules et l'autre sous le bassin. Le blessé jettera ses bras à leur cou. Une troisième personne portera le membre fracturé.

# V

# APPAREILS POUR FRACTURES

Attelles. — Gouttières. — Appareils inamovibles : appareils silicatés et appareils plâtrés.

## Attelles

Rien n'est variable comme la constitution, la forme, les dimensions des attelles. Il y en a en bois, en toile métallique, en cuir, en carton, etc... Il sera toujours facile de préparer des planchettes en bois auxquelles on donnera la longueur et la forme désirées. Les attelles serviront à maintenir les fragments d'un os fracturé comme, par exemple, dans les fractures du radius au niveau du poignet (fig. 23).

On aura toujours soin de mettre une bonne couche

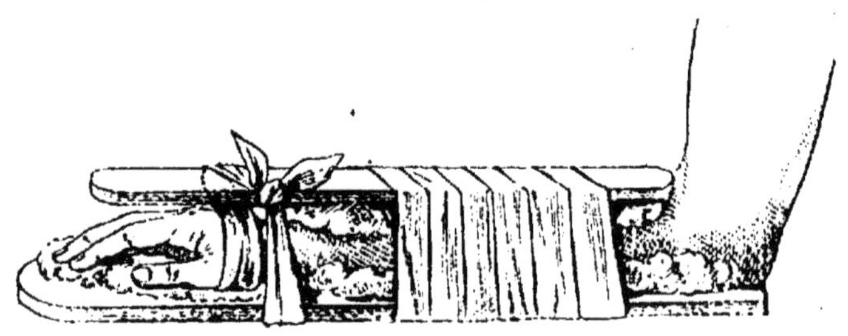

Fig. 23.

d'ouate entre l'attelle et le membre contre lequel on la veut appliquer.

## Gouttières

Bien qu'on puisse se servir de gouttières en bois, on ne rencontre plus guère que des gouttières en toile métal-

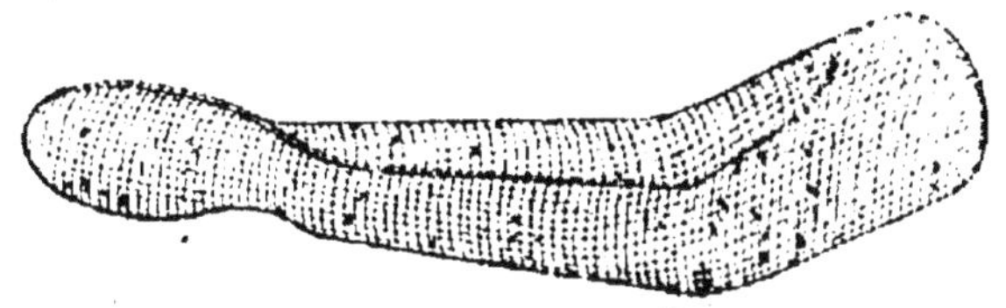

Fig. 24.

lique. Embrassant la demi-circonférence des membres, les gouttières sont de la plus grande utilité pour les membres qui ont besoin d'être immobilisés. Comme le montre la figure 24, elles épousent tout à fait la forme du membre; aussi celui-ci peut-il y être maintenu sans aucune fatigue.

La gouttière sera bourrée de coton au moment de s'en servir, c'est ce qu'on appelle la garnir. Le coton sera ramené sur le membre et, par-dessus la gouttière, on passera une bande dont les circulaires contribueront, par leur compression, à l'immobilisation désirée. Dans les gouttières destinées au membre inférieur, on placera un gros tampon cylindrique au niveau de la cheville pour empêcher les accidents trophiques et les douleurs du talon.

## Appareils inamovibles

Ces appareils sont effectués avec une matière solidifiable, ce qui permet de les appliquer strictement sur le membre et de donner à celui-ci une position corrigée. Les plus fréquemment employés sont à base de silicate de potasse et de plâtre.

Pour faire un *appareil silicaté*, on commence par entourer

le membre de coton que des bandes de toile ordinaire maintiennent en le comprimant. Sur ce premier pansement, on applique des bandes de tarlatane imprégnées de silicate de potasse avec lesquelles on entoure le pansement de telle façon qu'il y ait partout au moins six épaisseurs de bande. La solidité tient à cette précaution.

· Pour imprégner les bandes de tarlatane de silicate de potasse, on les fait tremper, pendant un quart d'heure environ, dans la solution silicatée; on les exprime fortement avant de les appliquer pour les débarrasser de l'excès de silicate. Le pansement n'est bien sec que vingt à vingt-quatre heures après son application. La solution de silicate de potasse se trouve toute préparée dans le commerce.

Les *appareils plâtrés* sont beaucoup plus répandus que les appareils silicatés. Ils sont appliqués à même la peau qui aura été, au préalable, huilée, rasée s'il y a lieu et badigeonnée avec la bouillie claire du plâtre.

Le mélange de plâtre et d'eau sera préparé en versant, dans un grand récipient en terre, autant de verres d'eau que de verres de plâtre et en mélangeant soigneusement le tout de façon qu'il n'y ait aucun grumeau.

Dans cette bouillie plâtrée, on roulera les bandes de tarlatane qu'on voudra imbiber. Ces bandes seront faites de plusieurs épaisseurs (8 pour le membre supérieur, 16 pour le membre inférieur). Disposées en attelles le long du membre, elles seront maintenues au moyen d'une bande de tarlatane mouillée.

Les bandes commencent à se solidifier au bout d'un quart d'heure, mais l'appareil n'est réellement sec que vingt-quatre heures après son application.

C'est au grand chirurgien que fut le Professeur Richet qu'on doit l'usage de la tarlatane pour la confection de ces appareils plâtrés.

# VI

# LA SAIGNÉE - LES VENTOUSES SCARIFIÉES LES SANGSUES

### La saignée

C'est au niveau des veines du pli du coude qu'on fait de préférence la saignée. On choisit la veine médiane céphalique, c'est-à-dire la branche externe de l'M formée à cet endroit par ces veines. On préférera le coude droit au coude gauche, pour la commodité de l'opération.

Le coude sera lavé soigneusement au savon et nettoyé avec un mélange d'alcool et d'éther. Sur le bras, débarrassé de tout vêtement, on placera alors, trois centimètres au-dessus du point où l'on va opérer la saignée, un bandage qui, par la constriction qu'il opère, rendra les veines saillantes (fig. 25). Si ce bandage n'était

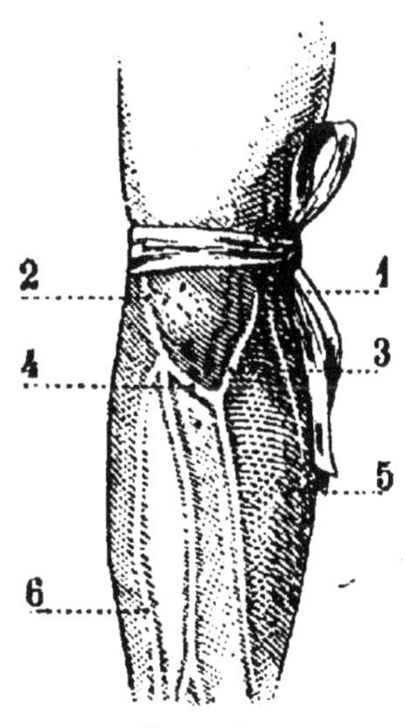

Fig. 25.

pas suffisant pour faire saillir les veines, on ferait serrer un objet par la main du sujet, ou bien on lui ferait des frictions de bas en haut, ou bien encore on lui plongerait l'avant-bras dans l'eau chaude pendant quelques instants.

L'opérateur, placé en face du sujet, embrasse le coude avec la main gauche, puis, saisissant sa lancette entre le pouce et l'index droits, en enfonce, un peu obliquement, la pointe dans la veine, cependant qu'il prend point d'appui sur le membre avec ses autres doigts. Tant que coulera le sang, il faudra soutenir le membre.

Quand la saignée paraîtra suffisante (150 à 500 grammes), on dénouera le bandage compresseur et on fléchira l'avant-bras sur le bras. Le coude sera à nouveau nettoyé avec un peu d'alcool-éther et la petite plaie sera recouverte d'un pansement aseptique. Le membre, fléchi à angle droit, sera placé dans une écharpe. Le malade gardera une complète immobilité. Vingt-quatre heures après, tout sera remis en état.

S'il fallait faire une nouvelle saignée dans les jours suivants, on inciserait au-dessous de la première cicatrice et jamais au-dessus.

Au cours de l'opération, le sang peut s'arrêter de couler ou ne plus sortir qu'en bavant. Cela peut tenir à plusieurs causes (étroitesse de l'ouverture faite à la veine, formation d'une petit caillot obstruant cette ouverture, manque de superposition entre la plaie veineuse et la plaie cutanée). On remédie facilement à tout cela par de légères pressions sur le membre et une légère traction de la peau.

Les précautions antiseptiques (lavages de la peau avec des antiseptiques, asepsie des instruments, pansements protecteurs aseptiques) ne sont pas du superflu, parce que l'inflammation de la plaie pourrait occasionner une phlébite.

La syncope compte parmi les accidents de la saignée. Elle sera traitée par les moyens déjà indiqués : position horizontale, flagellation de la face avec un linge imbibé d'eau froide, etc...

## Ventouses scarifiées

C'est surtout p..r la congestion des poumons, parfois
aussi dans les maladies des reins, qu'on se sert de ventouses scarifiées. C'est toujours pour soustraire à une partie
de l'organisme une partie du sang qui s'y trouve amassé,
au détriment du bon fonctionnement de l'organe où s'est
effectuée la stase.

On commence par appliquer une ventouse sèche qu'on
laisse un certain temps en place, pour qu'elle puisse fortement congestionner les tissus
qu'elle circonscrit. Puis, l'ayant
retirée, on place le scarificateur
exactement sur l'endroit congestionné.

Le scarificateur est une boîte
métallique ronde (fig. 26) qui
contient en son intérieur douze
petites lames parallèles qui peuvent se faire jour au dehors par
autant d'ouvertures. Ces lames
sont mues par un ressort à

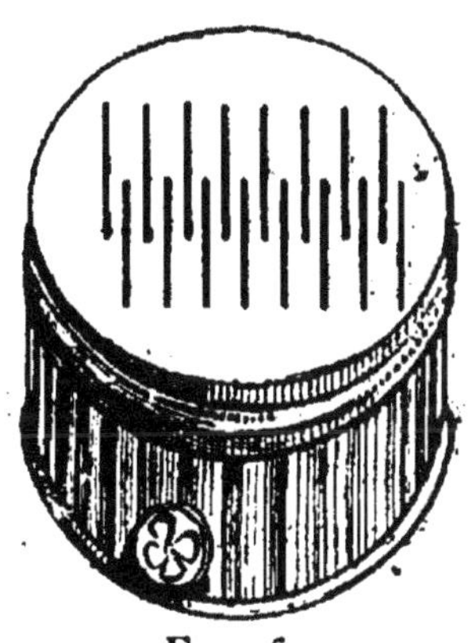

FIG. 26

détente qu'on arme au moyen d'une tige à ailette.

Le scarificateur armé étant placé, on détermine la sortie
des lames en pressant sur le bouton latéral. Ces lames
divisent la peau sur laquelle l'instrument est appliqué. On
replace aussitôt, pour la seconde fois, la ventouse, à seule
fin d'amener une sortie plus considérable de sang.

Au bout de huit à dix minutes, la ventouse est enlevée,
la surface scarifiée lavée avec de l'eau bouillie froide et
recouverte d'un morceau de gaze aseptique enduit de vaseline boriquée.

## Les sangsues

Les sangsues sont des animaux qui appartiennent à la grande famille des vers et qu'on utilise, en médecine, pour tirer du sang sur une partie quelconque du corps, c'est-à-dire pour faire une saignée locale. Elles ont, à la partie postérieure du corps, une ventouse grâce à laquelle elles s'attachent aux corps sur lesquels elles veulent se fixer, et, à la partie antérieure, une bouche avec trois petites mâchoires armées de dents fort aiguës. C'est à la disposi tion de ces trois mâchoires qu'est due la forme de la plaie faite par les sangsues et celle de la cicatrice qui lui succède.

L'usage des sangsues fut répandu même aux périodes les plus reculées.

Aujourd'hui, on tend à leur préférer l'usage des ventouses scarifiées ou des saignées générales. Il est difficile, impossible même, de s'assurer que les sangsues sont aseptiques. Or, nous en sommes au règne de l'asepsie.

La peau de l'endroit où l'on désire placer des sangsues devra, au préalable, être soigneusement lavée à l'eau tiède et, si elle était enduite d'une pommade, avec de l'eau savonneuse; cheveux et poils seront rasés.

Pour exciter les sangsues à mordre, on les laisse hors de l'eau une demi-heure avant de les appliquer et on les roule dans un linge sec. L'application sera faite à l'aide d'un verre dans lequel on placera les sangsues et qu'on retournera sur l'endroit désigné pour la saignée. A l'aide de ce stratagème que nous recommandons, de préférence à la compresse fort souvent employée, on peut voir les sangsues se fixer et connaître le moment précis où elles sont définitivement adhérentes à la peau. Quand les sangsues sont fixées, on ne doit pas les toucher, comme d'aucuns le prétendent, à seule fin de les exciter à tirer le sang. On doit simplement les surveiller pour les empêcher de s'en aller se fixer ailleurs, sur un endroit du corps qui n'a nullement besoin de leur action.

La succion dure d'une demi-heure à deux heures. Les sangsues, gonflées par le sang qu'elles ont absorbé, tombent alors d'elles-mêmes. S'il en est qui demeurent fixées, il suffit de les saupoudrer de sel de cuisine pour leur faire lâcher prise.

Pour arrêter le sang de couler d'une plaie faite par la morsure d'une sangsue, on a recours à des compresses très froides ou relativement chaudes. Quand cela ne peut suffire, on se sert d'un morceau d'amadou antiseptique qu'on maintient en place à l'aide de quelques tours de bande.

En tout cas, il faut se dispenser d'avoir recours à l'action du nitrate d'argent, du perchlorure de fer et surtout à la toile d'araignée ou à la cendre de cigare, car ces procédés ne manqueraient pas de contribuer, pour une grande part, à la suppuration de la plaie.

Pendant les jours suivants, les piqûres s'entourent d'une auréole violette dont on ne doit pas s'inquiéter, et qui n'est due qu'à l'infiltration du sang.

# VII

## ARRÊT DES HÉMORRAGIES (hémostase)

Compression digitale et pince hémostatique. — Garrot. — Solutions hémostatiques. — Cautérisation hémostatique.

### Compression digitale et pince hémostatique

Quand on se trouve auprès d'un blessé qui vient d'avoir une artère coupée, si c'est l'artère d'un membre, l'élévation de ce membre sera de suite effectuée, ce pendant qu'on placera les doigts sur la plaie de façon à empêcher

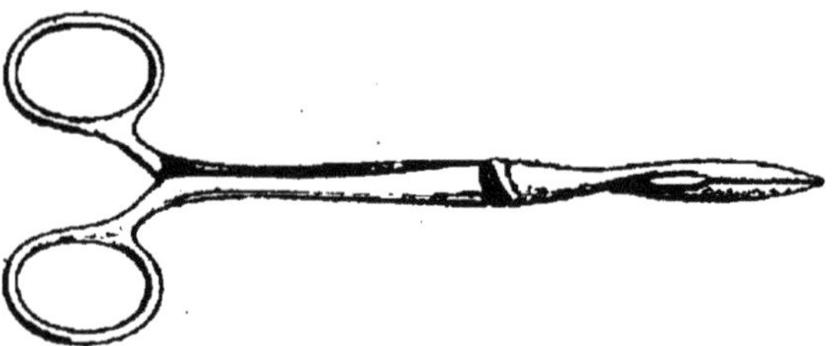

Fig. 27

l'artère de saigner. Mais cette *compression digitale* ne peut guère être maintenue pendant fort longtemps et il faut recourir à d'autres moyens pour effectuer l'obturation de l'artère sectionnée.

La *pince hémostatique* (fig. 27) pourra être appliquée avec le plus grand bénéfice. Tout en maintenant les doigts sur le trajet de l'artère, à seule fin de modérer ou d'arrêter autant que possible le cours du sang, on s'efforce de saisir le vaisseau entre les deux mors de la pince hémostatique.

Il est bien difficile de ne pas saisir, en même temps que

l'artère endommagée, un peu du tissu qui l'avoisine, mais cela n'a aucune importance et l'on ne s'en préoccupe pas. Cette pince demeurera en place aussi longtemps qu'il sera nécessaire. La venue du médecin qui fera la ligature mettra fin à son application et, en attendant, elle sera maintenue à l'aide d'un pansement approprié.

Si l'on n'a pas sous la main de pince hémostatique, on essaiera de faire un tamponnement de la plaie à l'aide de tampons de gaze ou d'ouate. La gaze iodoformée est excellente pour cet usage. On la plongera au préalable dans de l'eau très chaude.

On pourra encore employer un morceau d'amadou imprégné d'une solution d'antipyrine (1).

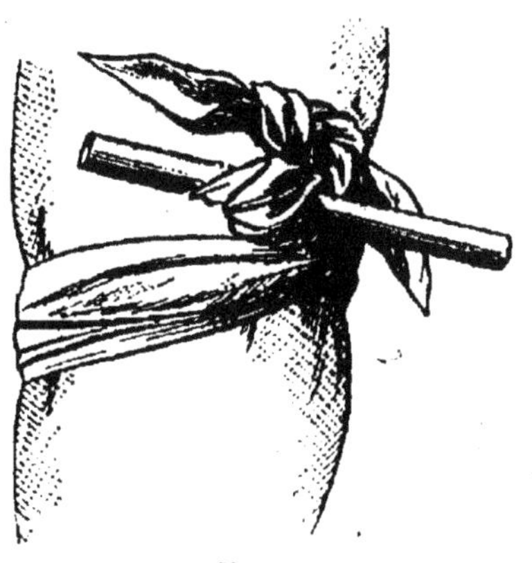

Fig. 28.

Au-dessus, on dispose un pansement aseptique et un bandage légèrement compressif.

## Garrot

Il existe de nombreux procédés de fortune pour effectuer sur le trajet d'une artère une compression efficace. Un des plus anciens est certainement le *garrot* (fig. 28).

Pour placer un garrot, on commence par mettre à la racine du membre auquel appartient l'artère lésée, une cravate, une ceinture, un mouchoir, une serviette ou un fichu qu'on noue solidement sans les trop serrer, puis on introduit

(1) Pour faire cette solution, faire dissoudre une gramme d'antipyrine dans un verre à bière d'eau bouillie.

entre ce lien et la peau un bâton de courtes dimensions mais solide. En tordant ce bâton sur lui-même, on tord aussi lé lien qui comprime ainsi fortement le membre. Cette compression arrête l'hémorragie. Mais l'on comprendra facilement que la brutalité de ce procédé ne permet pas au garrot d'être maintenu longtemps en place sans danger.

Un autre procédé facilement applicable aux artères du membre supérieur consiste à prendre deux baguettes d'un bois solide et à les placer, l'une sur la face du membre où se trouve le trajet de l'artère, l'autre sur la face opposée et à les réunir fortement deux à deux par leurs extrémités. Ainsi s'opère une compression du membre qui peut être suffisante pour amener un arrêt temporaire, mais utile, de l'hémorragie.

## Solutions hémostatiques

Nous avons parlé plus haut de la solution d'antipyrine comme capable d'arrêter les hémorragies. Mais il y a beaucoup d'autres agents hémostatiques. L'eau froide, la glace, comme l'eau très chaude (50°), sont capables de mettre fin aux hémorragies, mais ce n'est guère qu'aux hémorragies de petits vaisseaux.

L'eau vinaigrée, l'eau chargée d'alun (eau de Pagliari) peuvent aussi être employées avec bénéfice. Voici la composition de l'eau de Pagliari :

| | |
|---|---|
| Benjoin. . . . . . . . . . . . . . . . | 1 gramme. |
| Alun cristallisé. . . . . . . . . . . . | 2 — |
| Eau. . . . . . . . . . . . . . . . . . | 20 — |

On n'emploiera jamais le perchlorure de fer, qui est capable de causer de graves accidents.

Comme nous l'avons indiqué plus haut, ces différents

liquides hémostatiques pourront être employés en lavages. Nous préférons en imprégner des tampons de coton qui serviront à bourrer la plaie.

## Cautérisation hémostatique

Ces différents moyens que nous venons d'indiquer sont inapplicables dans certains cas, par exemple, dans les hémorragies qui se produisent dans une cavité naturelle telle que la bouche. C'est alors qu'on pourra employer la cautérisation comme procédé hémostatique.

Le thermocautère ne sera porté qu'au rouge sombre, car à ce degré, il est beaucoup plus hémostatique qu'au rouge vif. Les applications ne seront que de cinq secondes. On n'essuiera pas la plaie après cette application, car on risquerait de déplacer le caillot et tout serait à recommencer.

On peut essayer, quand il ne s'agit que d'une toute petite artère, de produire une cautérisation hémostatique en se servant du crayon de nitrate d'argent

# VIII

# RÉVULSION CUTANÉE

Ventouses sèches. — Sinapismes. — Vésicatoires. — Cautérisation.

## Ventouses

On appelle ventouses des petits vases en verre, en forme de cloches, aux rebords arrondis qu'on applique sur les différentes parties du corps qu'on veut décongestionner en attirant le sang à la périphérie, sous la peau.

Pour exercer cette attraction, on fait le vide dans les ventouses. Sous l'effet de la suppression de la pression atmosphérique, il se produit un gonflement de la peau qui se boursoufle et semble vouloir entrer dans l'intérieur de la ventouse. Le sang afflue à cet endroit, dans l'espace cutané soumis à la vésication, la peau rougit, et il n'est pas rare, lorsque la peau est fragile, de voir sourdre le sang par gouttelettes légères.

Les ventouses sont de différentes grandeurs. Le diamètre peut avoir de trois jusqu'à dix centimètres. En cas d'urgence, on peut remplacer les ventouses par des verres à boire, peu fragiles, aux bords épais.

Pour produire le vide à l'intérieur de la ventouse, on l'expose rapidement à la flamme d'une lampe à alcool et on le place immédiatement sur la peau. Si la ventouse tient, on voit immédiatement la peau entrer en turgescence. Il y a, pour effectuer cette besogne, un petit tour de main à acquérir. Il ne faut pas laisser la ventouse exposée trop longtemps à la flamme de la lampe, car les bords en seraient brûlants et pourraient produire une brûlure au lieu d'une congestion. Il faut, toutefois, l'y laisser assez longtemps pour que le vide ait le temps de se produire. Une seconde suffit, la plupart du temps.

Au lieu de la flamme d'une lampe, il sera possible de faire brûler, dans l'intérieur de la ventouse, un papier léger, soyeux, ou bien encore un peu de coton ou de charpie. Ces derniers procédés ne sont guère à recommander parce que la matière demeurée en incandescence peut brûler la peau du malade.

Privée de l'oxygène qui lui est nécessaire, cette incandescence cesse bien vite, à la vérité, mais pas assez vite cependant pour qu'elle ne puisse être un danger de brûlure.

On a imaginé certains procédés pour produire le vide à l'intérieur des ventouses sans avoir recours à l'incandescence d'une lampe ou d'un objet facilement inflammable. Ces procédés présentent l'avantage appréciable de supprimer les risques des brûlures.

A l'aide d'une poire en caoutchouc qui communique avec une ventouse par un tube que peut fermer un robinet, on peut, la ventouse étant solidement appliquée sur la peau, produire un vide appréciable de la façon suivante :

En plaçant la ventouse, on maintient la poire en caoutchouc solidement comprimée de façon à maintenir ses deux faces internes en contact. La ventouse une fois appliquée, on cesse la compression de la poire qui, en vertu de son élasticité, reprend son volume primitif : de cette façon, le vide se fait sous la ventouse.

Quand on pose une ventouse, il faut avoir soin, au préafable, de s'assurer que les bords de l'ouverture peuvent être mis en contact immédiat avec la peau, de tous les côtés. Si l'adhérence n'était pas possible, à cause d'un rebord osseux, par exemple, ou bien encore d'une courbure trop accentuée, le vide ne saurait, en effet, être réalisé. Pour la même raison, il est nécessaire d'appuyer fortement sur la ventouse lors de son application.

Venez-vous, en effet, d'être mordu par un animal, un insecte dangereux, le remède le plus sûr consiste dans l'application immédiate d'une ventouse sur l'endroit où fut effectuée la piqûre ou la morsure. De cette façon, l'absorption du venin est momentanément retardée, sinon enrayée, et l'on peut attendre des moyens plus énergiques.

Quand on veut retirer la ventouse — au bout d'un quart d'heure en moyenne — on presse d'une main sur la peau qui est immédiatement en contact avec les bords de la ventouse, tandis que, de l'autre main, on détache la ventouse très facilement, en la faisant basculer en sens inverse.

### Sinapismes

Le plus répandu des sinapismes est le sinapisme Rigollot. La farine de moutarde privée de son huile grasse y est adhérente à une feuille de papier fort. Pour l'appliquer, on le passe pendant quelques instants dans l'eau *froide* et on l'applique immédiatement sur la peau. On ne le laissera jamais en place pendant plus de vingt minutes. Ces sinapismes ne seront pas trop anciens, car ils perdent de leurs propriétés en vieillissant.

Si le sinapisme était placé dans l'eau chaude, il perdrait de sa valeur, de même qu'il n'est pas nécessaire, pour le rendre actif, d'ajouter du vinaigre à l'eau dans laquelle on le passe avant son application. L'eau froide suffit.

Pour faire un sinapisme, on prendra 200 grammes environ de farine de moutarde (1) qu'on mélangera à de l'eau tiède (30°) pour en obtenir une pâte consistante. Celle-ci sera étalée sur une compresse qu'on repliera et qu'on appliquera sur la région du corps où l'on veut opérer une révulsion.

Ce sinapisme ne restera pas en place plus de 20 à 30 minutes. Un quart d'heure peut même suffire. Les douleurs ressenties par le malade sont vives et cuisantes. Si le cataplasme demeurait plus longtemps en place, il amènerait une escarre et une plaie dont la guérison ne manquerait pas d'être longue. C'est surtout chez les enfants qu'on fera une grande attention pour l'application des cataplasmes de farine de moutarde parce que, chez eux, la peau est particulièrement délicate.

Quand on a enlevé le cataplasme, on lave, avec un peu d'eau tiède, la peau sur laquelle il a été appliqué ; si la douleur persiste avec autant d'acuité, on la fera disparaître par les applications d'un liniment calmant (2).

On peut, d'ailleurs, faire un cataplasme qui soit beaucoup moins douloureux. Pour cela, on fait un cataplasme ordinaire avec de la farine de lin et on le saupoudre avec de la farine de moutarde. Un cataplasme sinapisé ainsi fabriqué peut certainement rester appliqué durant plus d'une heure.

Enfin, si l'on n'a pas sous la main de sinapisme sec

---

(1) La poudre de moutarde noire est la meilleure. Elle doit ses propriétés à une essence qui se développe par l'action de l'eau froide ou tiède.

(2) Nous rappelons ici une formule de liniment calmant que nous avons plusieurs fois indiquée dans cet ouvrage :

| | |
|---|---|
| Laudanum. . . . . . . . . . . . . . | 10 grammes. |
| Chloroforme. . . . . . . . . . . . . | 10 — |
| Huile de jusquiame. . . . . . . . . . | 10 — |

(Rigollot), ni de farine de moutarde, on pourra se servir de gousses d'ail pilées ou de feuilles de choux écrasées. La révulsion cutanée sera obtenue de même façon.

Quand on veut opérer une révulsion cutanée sur tout le corps, on a recours au grand bain sinapisé. Pour cela faire, on commence par délayer 600 à 800 grammes de farine de moutarde dans de l'eau et, quand le mélange est bien effectué, on met le tout dans l'eau du bain qui ne doit pas dépasser 35°.

Le malade ne peut guère supporter ce bain pendant long-temps. Il ressent une cuisson très vive sur tout son corps et il est secoué par un frisson violent. On doit le retirer dès que les douleurs deviennent intolérables.

Les bains de pieds sinapisés sont d'un usage courant. Pour les préparer, on délaye 100 grammes de farine de moutarde dans un peu d'eau et on mélange le tout à l'eau du bain de pieds. L'eau doit être d'un volume suffisant pour monter à mi-jambe et une couverture tombera des genoux du sujet assis pour éviter l'évaporation.

La durée du bain de pieds sinapisé sera d'environ un quart d'heure.

## Vésicatoires

La façon la meilleure et la plus commode d'amener une vésication est d'avoir recours à ces emplâtres que le commerce livre tout préparés et qui sont recouverts d'une substance vésicante (cantharides).

Avant de placer un vésicatoire dans une région donnée, il faut avoir soin de raser cette région. L'emplâtre sera maintenu par des bandelettes de diachylon entre-croisées. Il sera recouvert par une compresse plusieurs fois repliée et un bandage approprié maintiendra le tout.

Si l'on ne veut pas attendre que le vésicatoire ait formé

une ampoule, on pourra le retirer après une application de deux heures chez l'enfant, de six à huit heures chez l'adulte. Il faudra douze à quinze heures chez ce dernier pour qu'il y ait formation d'une véritable ampoule. D'ailleurs, quand cette ampoule n'est pas formée lorsqu'on retire le vésicatoire, on peut la faire apparaître par l'application consécutive d'un cataplasme ordinaire.

Quand on veut établir une vésication permanente, on coupe circulairement la peau qui recouvre l'ampoule et l'on fait le premier pansement avec de la vaseline. Les jours suivants, on pansera la plaie avec du papier épipastique et de la pommade épipastique au garou.

Ordinairement, on ne demande au vésicatoire qu'une action passagère. On se contente donc de donner un coup de ciseaux à la partie la plus déclive de la bulle et d'appliquer un pansement fait d'un morceau de gaze enduit d'une couche de vaseline boriquée, ou même simplement d'un carré d'ouate hydrophile. La plaie demande une semaine pour être cicatrisée.

## Cautérisation

*Pointes de feu.* — La révulsion peut être faite au moyen de la chaleur. Tout corps métallique plongé dans une eau bouillante et placé ensuite sur la peau peut y occasionner une révulsion énergique qui peut aller de la simple rubéfaction jusqu'à la vésication, selon le temps d'application et la température de ce corps métallique.

Le plus souvent, un simple marteau de trois à quatre centimètres sera suffisant. Il sera plongé pendant une minute dans de l'eau maintenue à une température de 80 à 90°, puis appliqué rapidement sur la peau du malade. Une à deux secondes seront suffisantes pour produire une rougeur de la peau qui constituera une révulsion. Trois à quatre secondes d'application seraient capables d'amener la formation d'une ampoule. Le vase d'eau chaude sera placé près du lit du malade à seule fin d'empêcher le refroidissement du marteau.

Ce procédé constitue celui du marteau de Mayor. Il est d'un usage recommandable dans tous les cas de syncope et le marteau est alors appliqué au creux de l'estomac.

Jadis, on se servait de corps métalliques aux formes diverses, qu'on portait au rouge et qu'on appliquait sur la peau de façon à y produire une escarre superficielle. Il y en avait de toutes les formes. On les chauffait dans un réchaud avec du charbon de bois. A présent, on ne s'en sert plus guère et on les a tous remplacés par le thermocautère qui se compose des parties suivantes :

1° Le *cautère* proprement dit; il consiste en un tube de platine qui peut affecter les formes les plus diverses et qui est monté à demeure, bout à bout, sur un tube en cuivre nickelé.

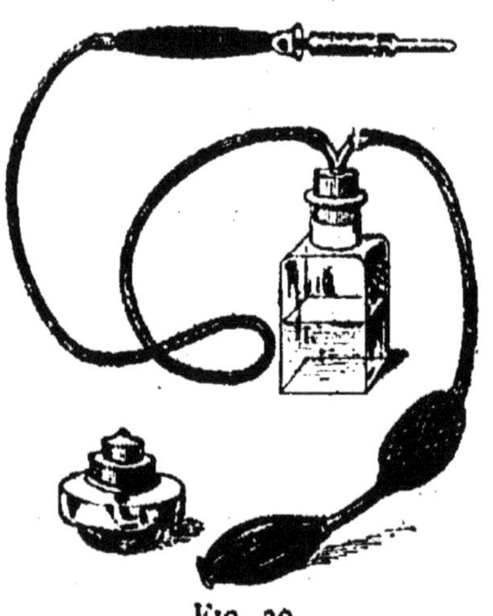
Fig. 29

2° Le *manche en bois*, muni d'un pavillon en os à une de ses extrémités et traversé, dans toute sa longueur, par un tube métallique.

3° Le *tube en caoutchouc* qui unit le cautère au récipient. Par un bout, il est fixé au manche et, par l'autre, à l'un des tubes du bouchon du récipient.

4° Le *récipient*, fermé par un bouchon en caoutchouc que traversent deux tubes métalliques accolés dans leur partie inférieure et divergents dans leur partie supérieure. L'un de ces tubes reçoit le tube en caoutchouc qui va au manche, l'autre est en rapport avec le tube de la soufflerie. Le récipient doit contenir de l'essence minérale.

5° La *soufflerie* n'est autre qu'une poire en caoutchouc.

6° La *lampe* à esprit-de-vin.

·7° Le *tube-rallonge* qui peut s'intercaler. entre le cautère et le manche en bois.

Les différentes pièces du thermocautère. sont réunies comme l'indique la figure 29. On aura soin de ne remplir le récipient qu'au tiers et on présentera d'abord le cautère à la flamme de la lampe sans faire marcher la soufflerie.

Au bout d'une minute, on fait jouer doucement la soufflerie. L'air, chassé dans le récipient, se charge de vapeurs hydrocarbonées et le mélange s'en vient brûler, sans flamme, au niveau du cautère. Celui-ci devient rouge et on peut l'enlever de la flamme, le concours de la soufflerie est alors seul nécessaire pour maintenir son incandescence, et le thermocautère peut être employé.

Quand on veut effectuer une révulsion cutanée à l'aide du thermocautère, c'est d'habitude en faisant des *pointes de feu.*

L'opérateur tient le manche du thermocautère soit à pleine main, soit comme une plume à écrire et il touche légèrement la peau de manière à n'y produire que des petites escarres tout à fait superficielles assez régulièrement espacées les unes des autres.

Après l'application des pointes de feu, on saupoudrera de poudre d'amidon la région où elles auront été appliquées et on recouvrira avec de la ouate.

# IX

## RESPIRATION ARTIFICIELLE

Le procédé le plus simple et le plus employé est le suivant : le malade est étendu sur le dos, on lui soulève les épaules au moyen d'un rouleau fait avec un drap ou bien avec des vêtements, et on lui attire la langue au dehors. On se place alors à sa tête et, lui saisissant les deux bras à la hauteur des coudes, on les amène des deux côtés de la tête, puis, lentement, on les abaisse pour les ramener le long du thorax, non sans effectuer une légère pression sur les côtés de la poitrine.

Ainsi s'opèrent artificiellement les deux temps de la respiration : inspiration et expiration.

Laborde, en 1892, a inventé le procédé des *tractions rythmées de la langue* qui s'effectue de la façon suivante :

On tient les mâchoires écartées en faisant pénétrer entre elles un morceau de bois assez dur, comme une poire en buis, par exemple ; on pourra aussi se servir d'un manche de cuillère entouré de toile. On entoure alors la langue d'un linge et, la saisissant entre le pouce et l'index, on exerce sur elle des tractions réitérées jusqu'à ce qu'on sente une résistance, qui est de bon augure, puisqu'elle indique le retour à la vie.

Il ne faut pas se décourager si l'on n'obtient rien au bout de quelques minutes, car on a vu des noyés ne revenir à la vie qu'après une demi-heure et même une heure de tractions ininterrompues de la langue.

Quand il s'agit d'un noyé, il faut lui nettoyer la gorge et effectuer des pressions rythmées sur la base de son thorax pendant qu'on exécute les tractions de la langue.

# X

## BRULURES, ENGELURES

### Brûlures

Si l'on a le courage de supporter pendant deux minutes une douleur cuisante, on aura immédiatement raison d'une brûlure légère en l'exposant à l'ardeur du feu pendant quelques instants.

Si la brûlure est plus forte, sans pour cela faire plaie, on la plongera immédiatement dans l'eau froide, ou bien on la couvrira avec les substances suivantes (en se rappelant que l'important est de garantir la blessure de l'action de l'air) : compresses d'eau légèrement vinaigrée ou d'eau blanche, maintenues constamment sur la brûlure; pulpe de pomme de terre râpée, blanc d'Espagne en poudre; ouate abondamment saupoudrée de farine.

Quand la brûlure aura formé une ampoule, on percera cette ampoule, à son endroit de déclivité, avec une aiguille passée à la flamme et on pansera avec un peu d'ouate trempée dans le liniment suivant :

> Eau de chaux. . . . . . . . . . . . . . 25 grammes.
> Huile d'amandes douces. . . . . . . 25 —

Si la brûlure est plus grave, il faut appliquer des compresses imbibées de la solution suivante :

> Acide picrique. . . . . . . . . . . 5 grammes.
> Alcool à 90°. . . . . . . . . . . . . . 60 —
> Eau distillée. . . . . . . . . . . . 1.000 —

Toutefois, faudra-t-il, pour que cette solution puisse être employée, qu'il reste des traces d'épiderme.

Dans les brûlures qui désorganisent profondément les tissus, l'état général inquiète davantage que la gravité locale de la lésion. La douleur extrême, la surexcitation seront diminuées par une médication opiacée (sirop de morphine); les frissons, le refroidissement des extrémités seront combattus, au contraire, par une médication excitante telle que la suivante :

    Acétate d'ammoniaque. . . . . . . .     8 grammes.
    Sirop de fleurs d'oranger. . . . .     60     —
    Eau de tilleul. . . . . . . . . . .     120     —

à la dose de deux cuillerées à soupe par heure.

Comme alimentation, ces malades ne prendront que des tisanes rafraîchissantes et du bouillon.


## Engelures

« On ne devrait jamais avoir d'engelures ! »

Si paradoxale que puisse paraître cette assertion, il est certain que les personnes sujettes aux engelures les éviteraient en prenant, au commencement de l'hiver, les précautions utiles.

Tout d'abord, il faut éviter non pas seulement le froid aux pieds, mais surtout les alternatives de chaud et de froid; on ne devra jamais, rentrant à la maison les pieds glacés, les approcher du feu. On peut se réchauffer les pieds par des frictions d'eau de Cologne, c'est-à-dire en ramenant la circulation du sang à la face de la peau, mais il ne faut jamais les exposer à un feu ardent capable de congestionner les tissus sous-cutanés. Plutôt que de présenter les pieds à la cheminée, mieux vaudrait « battre la semelle ».

De même pour les mains; frottez, frictionnez, battez-vous les bras, mais ne vous chauffez jamais les mains au feu si vous êtes sujet aux engelures.

De plus, on évitera, pour les pieds, de porter des chaussures trop étroites qui gêneraient la circulation.

Enfin, au commencement de l'hiver, on se frottera, matin et soir, les pieds et les mains avec de l'eau de Cologne ou de l'alcool camphré et, pour la nuit, on enduira les extrémités de glycérine.

Quand les engelures existent, on peut les faire disparaître les premiers jours en les badigeonnant de teinture d'iode. Dès qu'elles sont disparues, on suivra le traitement préventif décrit plus haut.

Il faut se garder des racontars de campagne qui indiquent des remèdes tous plus sales les uns que les autres, l'urine tiède, par exemple, dont l'efficacité n'est pas démontrée.

On a également préconisé l'eau tiède additionnée d'ammoniaque (alcali volatil). Mais nous préférons la teinture d'iode.

Si les engelures, sans être crevassées, sont par trop gonflées et de couleur violette, on emploiera avec succès les cataplasmes de farine de moutarde. On préparera le cataplasme à l'eau froide comme nous l'avons dit dans un chapitre précédent, la pâte en sera un peu épaisse et tous les soirs on en fera une application pendant quinze à vingt minutes.

Reste le cas où les engelures sont crevassées et forment ulcère. On lavera fréquemment les parties ulcérées avec de l'eau bouillie additionnée d'acide borique et, entre temps, on enduira la plaie de vaseline boriquée recouverte de coton hydrophile.

# XI

## SOINS DIVERS



### Incision

La peau sera d'abord soigneusement nettoyée au savon,
à l'alcool-éther et à l'aide de liquides antiseptiques,
comme il a été indiqué ailleurs (Voir page 194).

Le bistouri, qui aura été stérilisé, sera saisi de la main

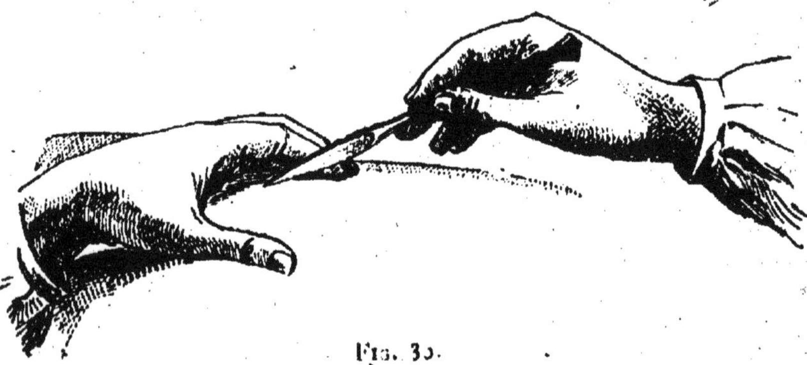

Fig. 30.

droite comme une plume à écrire, tandis que la main
gauche tendra la peau pour faciliter l'incision (fig. 30).
On enfoncera perpendiculairement la pointe, puis on incli-
nera la lame tout en conduisant l'incision dans les proportions voulues. Avant de retirer le bistouri de la plaie,
on le relèvera jusqu'à la perpendiculaire de façon à terminer nettement la ligne d'incision.

Le pus sera extrait par des pressions légères effectuées à l'aide de tampons de coton hydrophile imprégnés de sublimé à 1 p. 1 000 et on recouvrira la plaie d'un pansement antiseptique.

## Injections sous-cutanées

S'il s'agit d'une injection peu importante : éther, morphine, ergotine, caféine, etc., on se servira d'une seringue en verre, dite de Luver, qui pourra facilement être stérilisée par l'ébullition. Les seringues dont le piston est en caoutchouc ou qui ne sont qu'incomplètement démontables, devront être délaissées.

L'aiguille sera flambée soigneusement par une exposition à la flamme d'une lampe à alcool qui la portera au rouge.

Cette aiguille sera enfoncée la première dans un pli cutané formé en pinçant la peau entre le pouce et l'index de la main gauche. C'est ordinairement dans la région externe de l'avant-bras et de la cuisse que l'injection sera faite et la peau sera pincée dans le sens du membre.

Si aucune gouttelette n'apparaît à la lumière de l'aiguille, c'est qu'aucun vaisseau sanguin n'a été touché; on peut alors armer la seringue et pousser le piston pour faire l'injection.

Il est bien entendu que l'emplacement choisi pour l'injection sera, pour cette intervention, comme pour toute autre, préalablement nettoyé au savon et à l'alcool-éther, comme nous l'avons déjà indiqué.

Quand on a à effectuer une injection de plus grande importance (sérum antitoxique, sérum antidiphtérique, sérum artificiel), on choisit de préférence la peau du flanc.

Pour le sérum artificiel dont la quantité injectée est souvent considérable (250 cc. à 1 litre), le sérum sera maintenu par un bain-marie à une température de 37°. On ne pourra dépasser une quantité de 200 cc. en un même point et l'on choisira successivement la peau des flancs, celle de la région externe de la cuisse, ou bien encore de la fesse. On trouve dans le commerce des ampoules de sérum artificiel prêtes à servir pour une injection.

Une règle générale qui est commune à toutes les injections sous-cutanées, c'est que la plus grande lenteur doit présider à leur administration. C'est lentement qu'on doit pousser le piston d'une seringue. Quant au sérum artificiel, on choisira une aiguille fine de façon à rendre l'écoulement le plus modéré possible.

## Instillations

Qu'il s'agisse de l'œil ou de l'oreille, le meilleur instrument, pour les instillations, est le compte-gouttes, composé d'un tube de verre effilé que continue un tube de caoutchouc.

Pour charger le compte-gouttes, on le plonge dans le liquide en pressant légèrement sur le caoutchouc; en relâchant cette pression, le liquide monte dans le tube.

Pour faire tomber dans l'œil ou l'oreille autant de gouttes qu'il aura été ordonné, on n'aura qu'à presser légèrement sur le caoutchouc.

## Cataplasmes

Il est fort simple de préparer un excellent cataplasme. On place sur une table une pièce de linge un peu plus grande que le cataplasme que l'on veut faire. On verse dessus, en la partie médiane seule, la pâte du cataplasme qu'on étale ensuite d'une façon aussi uniforme que possible à l'aide d'une spatule ou d'un manche de cuiller. L'épaisseur de la couche pâteuse ne doit pas, ordinairement, dépasser deux centimètres.

Les parties du linge demeurées libres sont ensuite repliées sur elles-mêmes et sur la pâte de manière à encadrer le cataplasme et à l'empêcher de fuser de tous côtés, ce qui ne manquerait pas de rendre son application défectueuse et inutile.

Il faut faire attention à ce que la partie du linge qui doit être mise en contact avec la peau ne présente ni ourlets, ni coutures qui puissent occasionner une irritation douloureuse du tissu cutané sous-jacent.

L'application d'un cataplasme doit être rapide, car chacune des minutes perdues diminue la chaleur de la pâte et, partant, sa valeur curative. On saisira le cataplasme par ses deux bouts opposés et, tout en ayant soin de le tenir bien horizontalement, de peur que la pâte ne s'amasse inutilement dans les parties déclives, on l'appliquera promptement sur la région malade en prenant garde de l'y traîner.

Pour éviter la déperdition trop rapide de la chaleur, on recouvrira le cataplasme d'un large morceau de taffetas qu'on maintiendra, à l'occasion, avec quelques tours de bande.

La température ordinaire des cataplasmes doit être de 30 à 35 degrés centigrades. Elle doit demeurer constante durant tout le temps de leur application.

Certaines personnes croient que plus la chaleur du cataplasme est grande, plus appréciables en sont les bienfaits. C'est là une erreur fort répandue contre laquelle il est nécessaire de réagir. Les cataplasmes employés trop chauds déterminent souvent de la folliculite pileuse (inflammation des petites glandes qui sont à la base des poils) et de l'eczéma, qui s'accompagnent, cela va sans dire, d'une démangeaison insupportable.

Les cataplasmes dont l'emploi est le plus répandu sont confectionnés avec des fécules ou des farines cuites, ou bien encore avec des racines réduites en pulpe, des feuilles et des tiges de plantes mucilagineuses comme la guimauve, voire même avec la pulpe de certains fruits. On y ajoute de l'eau ou du lait.

Le cataplasme confectionné avec de la fécule de pomme de terre ou de la farine de lin tient certainement la première place. Pour faire un cataplasme de fécule de pomme de terre, il faut mettre de l'eau sur le feu et, quand elle est en ébullition, y verser brusquement la fécule que l'on aura délayée dans 60 ou 100 grammes d'eau froide, lui faire subir deux ou trois bouillons et la retirer du feu, exempte de tout grumeau. Il faut environ une partie de fécule pour dix parties d'eau. Avec une cuillerée de fécule et dix cuillerées d'eau, on pourra faire un cataplasme de la largeur de la main et d'une épaisseur d'un centimètre. Les cataplasmes de farine de lin se préparent de la même façon en prenant deux parties de farine pour trois parties d'eau. Les cataplasmes de fécule ou de farine de lin sont dits *émollients* parce qu'ils relâchent la peau, grâce à leur chaleur et à leur humidité.

Ils favorisent la circulation de petits vaisseaux appelés capillaires, parce que fins comme les cheveux, et, dans le cas d'affections inflammatoires, ils font disparaître les douleurs lancinantes qui troublent le repos des malades.

Placés sur le ventre, dans les cas de coliques, ils diminuent la violence de ces dernières, surtout si l'on a eu soin d'arroser la surface du cataplasme de dix à quinze gouttes de laudanum.

On évitera de les placer sur les plaies et les excoriations parce qu'en rendant la peau pâle, blafarde, œdémateuse, ils nuiraient à la régénération des tissus, c'est-à-dire à la cicatrisation.

FIN.

# TABLE ALPHABÉTIQUE

# TABLE DES MATIÈRES

Paris. — Typographie Philippe Renouard, 19, rue des Saints-Pères. — 2232.

www.ingramcontent.com/pod-product-compliance
Ingram Content Group UK Ltd.
Pitfield, Milton Keynes, MK11 3LW, UK
UKHW021208140726
13695UKWH00002B/411